新农村建设百问系列丛书

农村居民健康生活与慢性病防治100问

湖北省新农村发展研究院（长江大学）主编
张晓方 任伯绪 编著

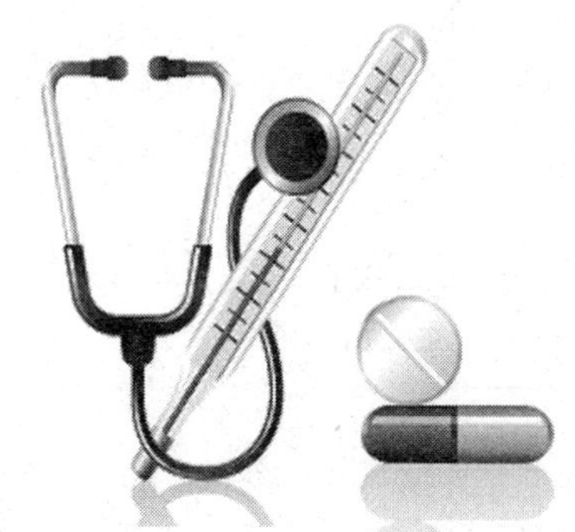

中国农业出版社

图书在版编目（CIP）数据

农村居民健康生活与慢性病防治 100 问 / 张晓方，任伯绪编著 .—北京：中国农业出版社，2015.8
（新农村建设百问系列丛书）
ISBN 978-7-109-20774-5

Ⅰ.①农…　Ⅱ.①张… ②任…　Ⅲ.①农民-健康教育-问题解答②慢性病-防治-问题解答　Ⅳ.①R139-44②R442.9-44

中国版本图书馆 CIP 数据核字（2015）第 185361 号

中国农业出版社出版
（北京市朝阳区麦子店街 18 号楼）
（邮政编码 100125）
责任编辑　杨天桥

北京通州皇家印刷厂印刷　　新华书店北京发行所发行
2015 年 8 月第 1 版　　2015 年 8 月北京第 1 次印刷

开本：850mm×1168mm　1/32　　印张：4.75
字数：110 千字　　印数：1～2000 册
定价：25.00 元

让更多的果实"结"在田间地头

（代　序）

长江大学校长　谢红星

众所周知，建设社会主义新农村是我国现代化进程中的重大历史任务。新农村建设对高等教育有着广泛且深刻的需求，作为科技创新的生力军、人才培养的摇篮，高校肩负着为社会服务的职责，而促进新农村建设是高校社会职能中一项艰巨而重大的职能。因此，促进新农村建设，高校责无旁贷，长江大学责无旁贷。

事实上，科技服务新农村建设是长江大学的优良传统。一直以来，长江大学都十分注重将科技成果带到田间地头，促进农业和产业的发展，带动农民致富。如黄鳝养殖关键技术的研究与推广、魔芋软腐病的防治等等；同时，长江大学也在服务新农村建设中，发现和了解到农村、农民最真实的需求，进而找到研究项目和研究课题，更有针对性地开展研究。学校曾被科技部授予全国科技扶贫先进集体，被湖北省人民政府授予农业产业化先进单位，被评为湖北省高校为地方经济建设服务先进单位。

2012 年，为进一步推进高校服务新农村建设，教育部和科技部启动了高等学校新农村发展研究院建设计划，旨在通过开展新农村发展研究院建设，大力推进校地、校所、校企、校农间的深度合作，探索建立以高校为依托、农科教相结合的综合服务模式，切实提高高等学校服务区域新农村建设的能力和水平。

2013年，长江大学经湖北省教育厅批准成立新农村发展研究院。两年多来，新农村发展研究院坚定不移地以服务新农村建设为己任，围绕重点任务，发挥综合优势，突出农科特色，坚持开展农业科技推广、宏观战略研究和社会建设三个方面的服务，探索建立了以大学为依托、农科教相结合的新型综合服务模式。

两年间，新农村发展研究院积极参与华中农业高新技术产业开发区建设，在太湖管理区征购土地1907亩，规划建设长江大学农业科技创新园；启动了49个服务“三农”项目，建立了17个多形式的新农村建设服务基地，教会农业土专家63人，培养研究生32人，服务学生实习1200人次；在农业技术培训上，依托农学院农业部创新人才培训基地，开办了6期培训班，共培训1500人，农业技术专家实地指导120人次；开展新农村建设宏观战略研究5项，组织教师参加湖北电视台垄上频道、荆州电视台江汉风开展科技讲座6次；提供政策与法律咨询500人次，组织社会工作专业的师生开展丰富多彩的小组活动10次，关注、帮扶太湖留守儿童200人；组织医学院专家开展义务医疗服务30人次；组织大型科技文化行活动，100名师生在太湖桃花村举办了“太湖美”文艺演出并开展了集中科技咨询服务活动。尤其是在这些服务活动中，师生都是“自带干粮，上门服务”，赢得一致好评。

此次编撰的新农村建设百问系列丛书，是16个站点负责人和项目负责人在服务新农村实践中收集到的相关问题，并对这些问题给予的回答。这套丛书融知识性、资料性、实用性为一体，应该说是长江大学助力新农村建设的又一作为、又一成果。

我们深知，在社会主义新农村建设的伟大实践中，有许多重大的理论、政策问题需要研究，既有宏观问题，又有微观问题；既有经济问题，又有政治、文化、社会等问题。作为一所综合性大学，长江大学理应发挥其优势，在新农村建设的伟大实践中，努力打下属于自己的鲜明烙印，凸显长江大学的影响力和贡献力，通过我们的努力，让更多的果实“结”在田间地头。

2015年5月16日

前言

健康是人的基本权利，是幸福快乐的源泉，是事业成功的基础，是家庭幸福的保证，是国家文明的标志，是社会和谐的象征。那么，什么是健康呢？1948 年世界卫生组织（WHO）宪章中将健康定义为“身体、心理和社会适应的完好状态，而不仅是没有疾病和虚弱”。1986 年 WHO 在《渥太华宪章》中重申“应将健康看成日常生活的资源，而不是生活的目标。健康是个积极的概念，它不仅是个人身体素质的体现，也是社会和个人的资源。”

决定健康的因素主要有社会经济环境、物质环境、个人因素和卫生服务四个方面。本书从个人因素的角度，分三个部分——合理营养指导、行为生活方式指导和慢性病防治——介绍与健康相关的知识和内容。在个人因素中，诸如年龄、性别、遗传和种族等这些因素是我们无法控制的，即我们无法控制我们的年龄、改变我们的性别和选择我们的出生，这些因素虽然在慢性病发生和发展中占有一定的比例，但事实上，合理营养和个人生活方式在慢性病发生过程中起着更重要的作用。合理营养和个人生活方式取决于我们个人的选择，我们也能控制，从这个意义上来说，健康在很大程度上掌握在我们自己的手中。

随着社会、经济的发展，人们的物质生活越来越丰富。科技的进步使我们的生活越来越方便轻松，交通越来越便捷，可以坐在家里就知天下事，并从繁重的体力劳动中逐渐解脱出来。在我国，人们在享受轻松、便捷生活方式的同时，慢性非传染性疾病的发病人数也在快速上升，现已确诊有2.6亿人，成为一个重大公共卫生问题。影响我国人民身体健康的常见慢性非传染性疾病主要有心脑血管疾病、糖尿病、恶性肿瘤、慢性呼吸系统疾病等。慢性病病程长、流行广、治疗费用高、致残致死率高。慢性病导致的死亡已经占到我国总死亡的85%，导致疾病负担已占总疾病负担的70%，若不及时有效地控制，将带来严重的社会经济问题。

农村地区在我国处于一种相对落后的状态，科学知识的普及尚不够深入，文明程度相对较低，受传统观念的影响，农村居民的卫生陋习在一些地区仍然较为严重，与全面建设小康社会和新农村的要求存在一定的距离。为了普及健康生活与慢性病防治的科学知识，农村卫生服务中心在湖北省新农村发展研究院（长江大学）指导下，编写了这本书。

本书选择了100个与健康生活相关的问题，通过简明的回答，把相关专业知识传递给农村居民以及农村卫生服务人员，满足农村居民不断增加的健康需求；倡导健康生活，形成文明的新农村风尚；提高农村居民健康技能和生活质量，促进新农村社会全面发展。

由于时间仓促和编写人员水平有限，书中难免不足之处，恳请读者批评指正，并提出意见或建议，以便不断改进与完善。

编著者

2015年5月

目录

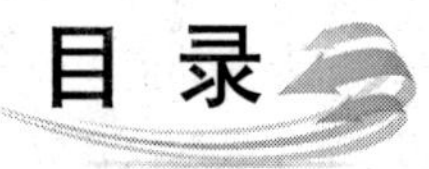

一、合理营养指导

1. 人体需要哪些营养素？

营养素是指食物中所含的营养成分。食物的营养物质种类繁多，人体所需大约50多种，就其化学性质或生理功能可分为六大类，即蛋白质、脂类、碳水化合物、矿物质、维生素和水。

根据人体对营养素的需要量和在体内的含量，分为宏量营养素和微量营养素。宏量营养素指蛋白质、脂类和碳水化合物（糖类），微量营养素指矿物质（无机盐）和维生素。此外，由于蛋白质、脂类和碳水化合物在体内氧化可以释放能量，这三种营养素又称产能（热）营养素。

蛋白质是一切生命的基础，占人体体重的16%～19%，每天约有3%的人体蛋白质在更新，其中肠道和骨髓更新速度最快。蛋白质在体内的主要作用是构成和修复人体组织；构成酶、激素、抗体等生理活性物质参与调节生理功能；提供能量，每克蛋白质在体内氧化产生16.74千焦能量。其主要食物来源有肉类、鱼类、蛋类、奶类和大豆类。

脂类包含中性脂肪和类脂质。中性脂肪就是通常所称的油，有动物油和植物油。其主要作用是贮存和供给机体能量、构成生物膜、增加饱腹感和食物美味、供给必需脂肪酸、促进脂溶性维生素吸收等。脂肪酸中有两类重要的脂肪酸二十碳五烯酸（EPA）和二十二碳六烯酸（DHA），因能促进大脑和视网膜发育、降血脂等，常添加于保健食品中。

碳水化合物又称糖类，是大米和小麦的主要成分，主要作用是提供人体能量、帮助肝脏解毒、节约蛋白质和促进酮类氧化。

膳食纤维是人体不能消化吸收的一类碳水化合物，主要来源于蔬菜和水果，其生理功能：①增强胃肠蠕动，利于粪便排出。中老年人应增加膳食纤维的摄入。②控制体重和减肥。膳食纤维不能消化吸收，但能产生饱腹感，可减少能量摄入，达到控制体重和减肥的作用。③降低血糖和血胆固醇，膳食纤维减少小肠对糖的吸收，吸附胆汁酸、脂肪等，使其吸收下降，达到降血脂的作用。

矿物质又称无机盐，是人体内除碳（C）、氢（H）、氧（O）、氮（N）以外的其他化学元素的统称。根据在体内含量多少，分为常量元素和微量元素。常量元素在体内重量大于体重0.01%，包括钾、钠、钙、镁、磷、硫和氯7种元素。其他如锌、碘、铁等都属于微量元素。与儿童、少年生长发育关系最为密切的矿物质主要是钙、铁、碘和锌。

钙是人体内含量最多的矿物质，钙缺乏可致佝偻病、骨质疏松、骨质软化和肌肉痉挛等，中国营养学会推荐成人每日钙摄入量为800毫克，钙的最好食物来源为奶和奶制品，另外，豆类、虾米皮、海带、油料种子和蔬菜含钙也很丰富。

铁是人体含量最多的微量元素，主要参与红细胞组成和氧气利用。缺铁导致缺铁性贫血，主要表现为食欲减退、烦躁乏力、面色苍白、心慌气短、头昏眼花、免疫力下降等。缺铁影响儿童的智能发育和行为。人体只吸收化合价为二价的铁，三价的铁不吸收，有些植物性食物中含有较高的铁，但因为吸收率过低，达不到补铁的效果。补铁的良好食物是动物肝脏、动物全血、瘦肉和鱼类。需要指出的是奶类食品铁的含量较低，不能补铁。

锌在人体内的含量为2～3克，是人体重要的微量元素之一，与儿童少年生长发育关系较为密切。缺锌表现为生长迟缓，甚至停滞，性器官发育不全，性成熟受抑制，第二性征发育不全，性幼稚症；味觉和嗅觉减退，食欲不振，甚至出现异食癖；抵抗力低下，易感染，伤口愈合缓慢；还可表现为皮肤干燥、粗糙、面部痤疮及复发性口腔溃疡等。动物性食品是锌的良好来源，尤其是海产品、红色肉类及动物肝脏。植物性食品含锌较少，吸收率也低。

维生素是维持机体正常代谢和生理功能所必需的一类低分子有机化合物，可分为脂溶性维生素与水溶性维生素。脂溶性维生素有维生素 A、维生素 D、维生素 E 和维生素 K。水溶性维生素有维生素 B_1、维生素 B_2、维生素 B_6、维生素 B_{12}、维生素 C、烟酸、泛酸、叶酸、生物素等。

维生素 A 缺乏可导致适应能力下降，严重者可致夜盲症；结膜干燥角化可形成干眼病，严重可致失明；皮肤干燥；儿童生长发育迟缓，易感染，血红蛋白合成代谢障碍，免疫力低下。大剂量摄入维生素 A 可引起急性、慢性中毒和致畸毒性。维生素 A 含量丰富的食物有动物肝脏、鱼肝油、鱼卵、全奶、禽蛋等。深色蔬菜富含 β一胡萝卜素，也可提供一定量维生素 A。

维生素 D 的主要作用是调节机体钙、磷代谢，有利于骨骼和牙齿正常生长和发育，富含维生素 D 的食物有鱼肝油、奶油、鸡肝、鸡蛋等，也可通过晒太阳获得维生素 D。大剂量摄入维生素 D，可引起中毒。

维生素 C 缺乏可导致坏血病，表现为牙龈肿胀出血、结膜出血、毛囊角化、皮下瘀斑、紫癜和关节疼痛。维生素 C 主要来源于蔬菜、水果，含量较多的有辣（甜）椒、番茄、菜花及各类深色叶菜，水果中含量较多的有柑橘、柠檬、青枣、山楂、猕猴桃、刺梨等。

维生素 B_1 缺乏引起脚气病，含维生素 B_1 丰富的食物有谷类、豆类、干酵母、坚果、动物内脏、蛋类和瘦猪肉等。

维生素 B_2 是我国传统膳食中较易缺乏的营养素之一，维生素 B_2 缺乏可出现口角炎、眼睑缘炎、阴囊（阴唇）皮炎、鼻翼两侧脂溢性皮炎等。由于维生素 B_2 缺乏可同时出现口腔和阴囊炎症，故称此现象为“口腔一生殖综合征”。富含维生素 B_2 的食物有动物肝脏、肾脏、心脏、蛋黄和乳类。植物食品中绿色蔬菜、豆类含量较高，谷类较少。

叶酸缺乏可发生巨幼红细胞贫血、舌炎及胃肠道紊乱。近年研究叶酸缺乏与新生儿的神经管畸形（包括无脑儿和脊柱裂）有关。叶酸含量丰富的食物有肝、肾、蛋、鱼、绿叶蔬菜、坚果类、大豆类等。

水是维持生命活动最基本的物质，成人体内水分含量占体重的50%～60%，男性约占60%，女性约占50%。水有调节体温，润滑关节、肠道、呼吸道等，促进物质代谢，维持组织形态等功能。人体每天大约需水2 500毫升，可通过食物（约含1 000毫升水）、饮用水或饮料（约1 200毫升）、代谢水（约300毫升）获得。

2. 决定人体能量消耗的因素有哪些？

人体不仅在活动时需要消耗能量，在安静状态下也需要能量维持体温、心跳、呼吸、血压等各项基本生命活动。人体能量主要来自于碳水化合物、脂类和蛋白质三类产热营养素。人体每日的能量消耗主要由基础代谢、机体活动和食物特殊动力作用三方面构成。

基础代谢是维持生命的最低能量消耗，即人体在清醒、静卧、空腹（进食后12～14小时）、思想放松、室温（18～25℃）时，维持呼吸、心跳、体温、循环、腺体分泌、肌肉一定紧张度等生理活动过程所消耗的能量。一般年龄越小，基础代谢能量相对越高；男性基础代谢能量高于女性；体型高瘦者，基础代谢能量高于矮胖者。另外，环境温度、内分泌、营养状况、疾病也影响基础代谢。基础代谢能量可粗略估计为男性每千克体重每小时4.18千焦，女性每千克体重每小时3.97千焦。

机体活动有脑力活动和体力活动，脑力活动消耗的能量较少，可以忽略不计；体力活动强度大小、活动时间长短、动作熟练程度等，都影响能量的消耗，这是人体能量消耗中变动最大的一部分。中国人活动水平分级及其活动内容请参考表1。

食物特殊动力作用又称事物的热效应，是指由于摄食引起机体能量消耗的额外增加，这种能量不能在体内贮存，而是以热的形式散发，这是人们在吃饭时身体感到发热的原因。不同食物特殊动力作用因食物成分而异。膳食蛋白质所引起的额外能量消耗特别高，可达本身能量的30%，脂肪最低为4%～5%，碳水化合物为5%～5%。

表1　中国人活动水平分级

活动分级	职业工作时间分配	工作内容举例
轻	75%时间坐或站立 25%时间站着活动	办公室工作、修理电钟表、售货员、酒店服务员、化学实验操作、讲课等
中	25%时间坐或站立 75%时间特殊职业活动	学生日常活动、机动车驾驶、电工安装、车床操作、金属切割等
重	40%时间坐或站立 60%时间特殊职业劳动	非机械化农业劳动、炼钢、舞蹈、体育运动、装卸、采矿等

3. 如何做到合理营养？

合理营养又称平衡膳食，是指供给机体种类齐全、数量充足、比例合适的能量和各种营养素，并与机体的需要保持平衡，进而达到合理营养、促进健康、预防疾病的膳食。其基本要求如下：

第一，提供种类齐全、数量充足、比例合适的营养素。中国营养学会将人类食物分为五大类：第一类是谷类和薯类，谷类包括米、面、杂粮，薯类包括马铃薯、木薯、甘薯等。第二类为动物性食品，包括肉、禽、鱼、奶、蛋等。第三类为豆类和坚果，包括大豆、其他干豆类及花生、核桃、杏仁等坚果类。第四类为蔬菜、水果和菌藻类。第五类为纯能量物质，包括动植物油、淀粉、食用糖和酒。建议每日膳食应包含以上五大类食物，每类食物选2～4种，一日至少吃10～20种食物，达到30种以上最佳。

第二，保证食物安全。食物不得含有对人体造成危害的各种有害因素，且应保持食物的新鲜卫生，以确保居民生命安全。一旦食物受到有害物质污染或发生腐败变质，食物中营养素就会破坏，不仅不能满足机体的营养需要，还会造成人体急、慢性中毒，甚至致癌。

第三，科学烹调加工。食物经科学加工与烹调，目的在于消除食物中的抗营养因子和有害微生物、提高食物的消化率、改变食物的感官性状和促进食欲。

第四，合理的进餐制度和良好的饮食习惯。根据不同人群生理条件、劳动强度以及作业环境、对进餐制度给予合理安排。合理的进餐制度有助于促进食欲和消化液定时分泌，使食物能够得到充分消化、吸收和利用。成年人应采取一日三餐制，并养成不挑食、不偏食、不暴饮暴食等良好的饮食习惯。

4. 我国居民膳食指南的内容是什么？

中国居民膳食指南是中国营养学会根据营养学原理，结合我国居民膳食消费和营养状况的实际情况制定的，指导广大居民实践平衡膳食、获得合理营养的科学指导文件。其核心思想是“平衡膳食、合理营养、促进健康”。《中国居民膳食指南（2007）》针对一般人群的的主要内容如下。

（1）食物多样，谷类为主，粗细搭配。一般成年人每天摄入250～400克谷类食物为宜。另外注意粗细搭配，经常吃一些粗粮、杂粮和一些全谷类食物，最好每天50～100克。

（2）多吃蔬菜、水果和薯类。推荐成年人每天吃蔬菜 300～500 克，最好深色蔬菜占一半，水果 200～400 克，并注意增加薯类的摄入。

（3）每天吃奶类、大豆或制品。建议每人每天饮奶 300 克或摄入相当量的奶制品，饮奶量多或有高血脂和超重肥胖倾向者，应选择低脂、脱脂奶及其制品。应适当多吃大豆及其制品，建议每人每天摄入 30～50 克大豆或相当量的豆制品。

（4）常吃适量的鱼、禽、蛋和瘦肉。推荐成人每日摄入量为鱼虾类 50～100 克，畜禽肉类 50～75 克，蛋类 25～50 克。肥肉和荤油为高能量和高脂肪食物，摄入过多往往引起肥胖，并是某些慢性病的危险因素，应当少吃。

（5）减少烹调油用量，吃清淡少盐饮食。建议我国居民养成吃清淡、少盐饮食的习惯，膳食不要太油腻，不要太咸，不要摄入过多动物性食物和油炸、腌制食物。每人每天烹调用油量不超过 25 克或 30 克，食盐摄入量不超过 6 克，包括酱油、酱菜、酱中的含盐量。

（6）食不过量，天天运动，保持健康体重。进食量和运动量是保持健康体重的两个主要因素，人们需要保持进食量与能量消耗之间的平衡，维持体重正常范围。建议每人每天进行累计相当于步行 6 000 步以上的身体运动，如果身体条件允许，最好进行 30 分钟中等强度的运动。

（7）三餐分配要合理，零食要适当。一般早餐占全天总热量的 30％，中餐占 40％，晚餐占 30％。不暴饮暴食，不经常在外就餐。零食作为一日三餐之外的营养补充，可合理选用，但来自零食的能量应计入全天能量摄入之中。

（8）每天足量饮水，合理选用饮料。一般来说，健康成人每日需水量 2 500 毫升左右，在温和条件下的轻体力活动成年人每日最少饮水 1 200 毫升，在高温或强劳动下应适当增加。饮水最好选用白开水。

（9）如饮酒应限量。酒精是纯能量物质，不含其他营养素，过量饮酒可导致急、慢性酒精中毒。建议成年男子一天的饮用酒精量不超过25克，成年女性不超过15克，孕妇和儿童青少年应忌酒。

（10）吃新鲜卫生的食物。食物放置时间过长会引起变质，可能产生对人体有毒有害物质。吃新鲜卫生的食物是防止食源性疾病、确保食品安全的根本措施。

5. 我国居民每日应摄入哪些种类及数量的食物？

为了保证营养素科学合理的摄入量，中国营养协会根据《中国居民膳食指南》的核心内容，结合中国居民膳食的实际情况，把平衡膳食的原则转化为食物的种类和数量，以便人们在日常生活中贯彻执行，推出了中国居民平衡膳食宝塔。

平衡膳食宝塔提出了一个营养上比较理想的膳食模式。它所建议的食物量，特别是奶类和豆类食物的能量，可能与大多数人当前的实际膳食还有一定的距离，对某些贫困地区来讲可能距离还很远，但为了改善中国居民的膳食营养状况，这是不可缺的。应把它看作是一个奋斗目标，努力争取，逐步达到。

平衡膳食宝塔共分五层，包含我们每天应吃的主要食物种类（图1）。

第一层：谷薯类，每人每天摄入250～400克，饮水1 200毫升。

第二层：蔬菜水果类，每人每天摄入蔬菜300～500克，水果200～400克。

第三层：每人每天摄入畜禽肉类50～75克，鱼虾类50～100克，蛋类25～50克。

第四层：每人每天摄入奶类和奶制品300克，大豆类及坚果类30～50克。

第五层：每人每天摄入油 25～30 克，盐 6 克。

此外，每天的运动量至少相当于步行 6 000 步。

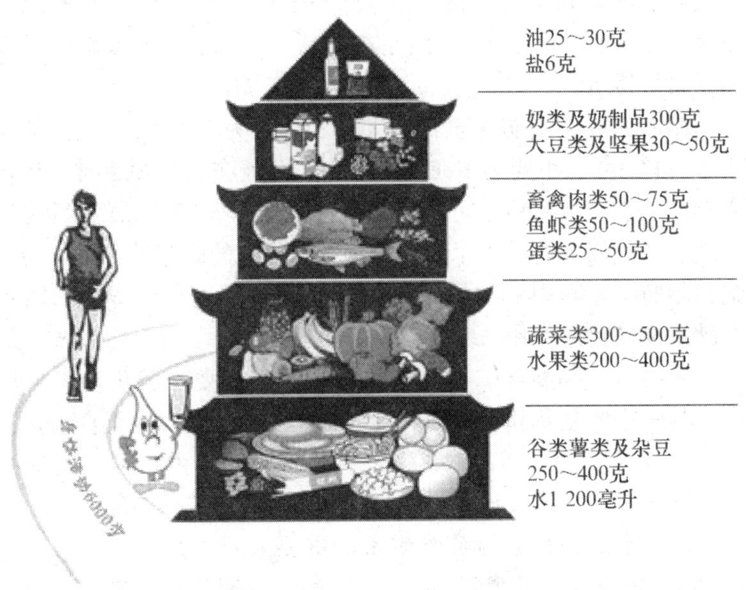

图 1　中国居民平衡膳食宝塔示意图

6. 粮谷类食品的营养价值有哪些?

粮食可分为谷（粳谷、糯谷）、麦（小麦、大麦、荞麦、元麦）和杂粮（玉米、甘薯、高粱、小米）我国人民膳食中有 50%～70%的能量，55%的蛋白质，一些无机盐和 B 族维生素来源于该类食品。

蛋白质：谷类蛋白质含量在 7%～15%，由于缺少赖氨酸，同时苏氨酸、色氨酸、苯丙氨酸及蛋氨酸含量偏低，营养价值不高。

碳水化合物：谷类碳水化合物含量在70%以上，碳水化合物中含量最多的是淀粉，约占90%，主要集中在胚乳。谷类淀粉有直链淀粉和支链淀粉两种，除黏度不同外，营养价值相似。谷类除含淀粉外还含有10%左右糊精、戊聚糖、葡萄糖、果糖和膳食纤维等。

脂肪：谷类脂肪含量低，大米、小麦为1%～2%，玉米和小米可达4%。主要集中在糊粉层和胚芽，在谷类加工时，易转入副产品中。从米糠中可提取与机体健康有密切关系的米糠油、谷维素和谷固醇。从玉米和小麦胚芽中提取的胚芽油，80%为不饱和脂肪酸，其中亚油酸占60%，具有降低血清胆固醇、防止动脉粥样硬化的作用。

矿物质：谷类含矿物质1.5%～3%，主要在谷皮和糊粉层中，其中主要是磷和钙。谷类食物含铁少，每百克谷类食物含铁1.5～3毫克，锌、镁、铜、钼也有一定含量。由于多以植酸盐形式存在，消化吸收较差，因此谷类矿物质营养价值较低。

维生素：谷类是B族维生素的重要来源，如硫胺素（维生素B_1）、核黄素（维生素B_2）、尼克酸、泛酸和吡哆醇，其中硫胺素和尼克酸含量较多、核黄素含量相对较少。维生素主要分布在糊粉层和胚芽。谷类加工的精度越高，保留的胚芽和糊粉层越少，维生素的损失就越多。

玉米和小米含有少量的胡萝卜素。玉米中的尼克酸主要为结合型，必须加工转化为游离型才能利用。小麦胚芽中含有较多维生素E，是提取维生素E的良好原料。谷类原料中维生素A、维生素D和维生素C含量非常低，几乎没有。

7. 豆类及其制品有哪些优点？

豆类分为大豆类（黄豆、黑豆和青豆）和其他豆类（包括豌豆、蚕豆、绿豆、小豆、芸豆等），是我国膳食优质蛋白的重要来源。

大豆的蛋白质含量平均为30%～40%，是一般谷类的4～5倍，各种必需氨基酸组成与比例也符合人体需要，除蛋氨酸略低外，其余与动物蛋白质相似，是最好的植物性优质蛋白质来源。

大豆的脂肪含量为15%～20%，常温下呈黄色液体，在人体内消化率高达97.5%，属于优质植物油。大豆脂肪的特点是富含不饱和脂肪酸，如油酸、亚油酸、亚麻酸等约占脂肪总量的85%左右。另外，大豆含有较多的卵磷脂。因此，大豆营养价值较高。

大豆中碳水化合物为25%～30%，不可溶纤维约占一半。其组成比较复杂，含有棉籽糖、水苏糖以及阿拉伯糖等，这些糖类物质在人体结肠内被细菌所利用，并产生气体。整体来看，大豆及其制品碳水化物营养价值不高，是糖尿病人可选用的食品。

大豆中含有丰富的磷、铁、钙等无机盐，明显多于谷类，但由于抗营养因子的存在，钙和铁的消化吸收率并不高。

大豆中维生素B_1、维生素B_2、尼克酸等B族维生素含量比谷类多数倍，并含有一定量的胡萝卜素和维生素E。此外，豆芽中含有较多的维生素C。

虽然大豆营养价值较高，但其中含有多种对身体有害的物质，若不采取加工措施去除，会影响大豆营养价值和品质，主要抗营养成分有：①胰蛋白酶抑制因子。妨碍蛋白质消化，引起胰脏肥大。②胀气因子。大豆中的棉籽糖和水苏糖在肠道微生物作用下发酵产生二氧化碳、氢气和少量甲烷，从而造成胀气现象。③植酸。植酸与锌、钙、铁、镁等螯合，影响其吸收利用。④植物红细胞凝血素。凝血素是一种使动物红细胞凝集的物质，大豆中至少有四种蛋白质，能使兔、鼠红细胞凝集成块。

大多数抗营养因子对热不稳定，因而可通过远红外加热处理和湿热处理的方法消除。红外线穿透力很强，能在较短时间内使热不稳定抗营养因子失活，既节约能量又节约时间。湿热处理是最常见、效果好的处理方法，可将大豆浸泡数小时，再用常压蒸汽蒸 30 分钟。煮沸豆浆 5～10 分钟，也可有效消除大豆中的抗营养因子。

8. 常吃蔬菜水果类食品的好处是什么？

蔬菜和水果在我国膳食中的食物构成比例分别为 33.7%和 8.4%，是膳食的重要组成成分，蔬菜和水果富含人体必需的维生素、无机盐和膳食纤维，含蛋白质、脂肪很少。

大多数蔬菜水果水分含量较高，一般为 75%～90%，其余为干物质。干物质有水溶性和非水溶性物质。水溶性物质有糖、有机酸、果酸、单宁、部分含氮物质、花青素、部分维生素和无机盐类；非水溶性物质有矿物质、淀粉、纤维素、半纤维素、果胶、脂肪等。

碳水化合物包括糖类、淀粉、纤维素和果胶物质。水果含糖较蔬菜多，如苹果和梨以果糖为主，葡萄、草莓以葡萄糖和果糖为主。

蔬菜水果是提供维生素 C、胡萝卜素、核黄素和叶酸的重要来源。维生素 C 一般在蔬菜代谢旺盛的叶、花、茎内含量丰富，与叶绿素的分布平行。深色蔬菜维生素 C 含量较浅色蔬菜高，野菜中的含量较瓜果高。胡萝卜素在绿色、黄色和红色蔬菜中含量较多。水果中以鲜枣、猕猴桃、柑橘等维生素 C 含量较多，芒果、杏含胡萝卜素较多。

蔬菜水果中的无机盐主要是钾、钠、钙、镁、磷、铜等。

蔬菜水果中含有芳香物质和色素，使食品具有特殊的香味和颜色，赋予了蔬菜水果良好的感官性状。水果中有机酸如苹果酸、柠檬酸、酒石酸等能刺激人体消化液分泌，增进食欲。

蔬菜水果中含有一些酶类、杀菌物质和具有特殊生理活性成分。如萝卜中含有淀粉酶，生食有助消化；大蒜中含有植物杀菌素和含硫化合物，具有抗菌消炎、降低血清胆固醇等作用。

蔬菜水果中的抗营养成分主要有：①皂角苷。分为大豆皂角苷和茄碱两种，前者无明显毒性，后者有剧毒，主要分布在茄子、马铃薯等茄科植物表皮，含量不高。②草酸。几乎存在于一切植物中，降低钙、铁、锌的吸收。③亚硝酸盐。蔬菜腐烂和腌制蔬菜易产生亚硝酸盐。④生物碱。鲜黄花菜含有秋水仙碱。

9. 奶类食品可补充哪些营养成分?

奶和奶制品是营养丰富容易消化的食品，所含蛋白质、脂肪、糖类、无机盐、维生素等营养素配合平衡，能充分满足初生婴儿生长发育的需要，也是病人及体弱者的营养佳品。

牛奶蛋白质含量在 3.0%左右，主要有 3 种蛋白质，即酪蛋白、乳清蛋白和乳球蛋白，其中酪蛋白含量最高占 80%～82%。

奶中所含脂肪叫乳脂，属于中性脂肪，乳脂中脂肪酸达 20 种以上。饱和脂肪酸和胆固醇含量较高，动脉粥样硬化和高脂血症患者不宜食用。此外，还含有卵磷脂、脑磷脂、亚油酸、亚麻酸等。

牛奶中碳水化合物主要为乳糖，还有少量葡萄糖。乳糖具有调节胃酸、促进肠道蠕动和消化腺分泌的功能，并能促进肠道有益的乳酸菌生长繁殖，抑制腐败菌的生长，有利于钙和其他矿物质吸收。

牛奶含人体必需的矿物质，以钙、磷最丰富，可满足成年人和儿童对钙的需要量，此外，还含有铁、镁、铜、锌、锰等微量元素。

牛奶中含有人体所需的各种维生素，主要有维生素 A、维生素 E、维生素 B_1、维生素 B_2、维生素 C 等，此外还含有少量维生素 B_6、维生素 B_{12}、尼克酸等。牛奶中维生素 D 含量不高，作为婴儿的主要食品时可进行强化。牛奶中尼克酸不多，但因蛋白质中色氨酸的含量高，尼克酸可由色氨酸在人体内合成，故牛奶具有抗癞皮病作用。

10. 肉类食品的营养特点是什么?

鲜肉中蛋白质含量10%～20%，主要为肌纤维蛋白质、肌浆蛋白质和结缔组织蛋白质。通常牛、羊肉蛋白质高于猪肉。禽肉一般含蛋白质16%～20%。肉类蛋白质含人体必需氨基酸，营养价值较高。

肉品中的结缔组织富含胶原蛋白和弹性蛋白，其中胶原蛋白含有较多羟脯氨酸和羟赖氨酸和甘氨酸，缺乏蛋氨酸、色氨酸和酪氨酸，因而营养价值较低。

畜禽肉脂肪含量为10%～30%，畜肉脂肪中饱和脂肪酸含量较多，胆固醇含量较高。禽肉脂肪含较多亚油酸。畜禽内脏和脑组织胆固醇含量特别高。

肝脏是动物组织中各种维生素含量最丰富的器官，心、肾除含蛋白质外也含有多种维生素。畜禽肉所含维生素主要是B族维生素。

每百克鲜肉含矿物质1克左右，其中钙含量较低，仅7～11毫克，磷127～170毫克，铁6.2～25毫克。肉类是人体所需锌、铜、锰、铁等多种微量元素的良好来源。

肉类碳水化合物含量很低，一般为0.3%～0.9%，主要以糖原形式存在，还含有少量葡萄糖和微量果糖。肉类中无氮有机物主要为碳水化合物和有机酸，还含有肌醇。

肉类中含氮浸出物主要为肌酸、肌酐、嘌呤碱、肌肽、鹅肌肽、尿素、磷肌酸、胆碱和其他物质，这是肉类香味、鲜味的主要来源，同时也能刺激胃液分泌，促进消化。

11. 蛋类食品有哪些优缺点?

禽蛋中包含自胚胎发育至长成幼雏所必需的全部营养素，其营养价值具有以下特征：

蛋白质：蛋类食品含多种蛋白质，主要为卵清蛋白、卵黄磷蛋白及卵黄球蛋白。蛋白质不仅含人体所需全部必需氨基酸，而且各种必需氨基酸的数量与比例接近人体需要，因而蛋白质利用率很高，营养价值很高。

脂肪：禽蛋含脂肪11%～15%，主要存在于蛋黄中，不饱和脂肪酸占58%～62%，此外还含有卵磷脂、脑磷脂和神经磷脂，对人体生长发育非常重要，是大脑和神经活动不可缺少的物质。蛋中胆固醇含量较高，每只蛋约200～300毫克。

矿物质和维生素：禽蛋中约含1.1%的无机物，其中钙、磷、铁等含量较高。禽蛋中维生素含量也很高，主要在蛋黄中，有维生素A、维生素D、核黄素、硫胺素和尼克酸等，维生素C含量较少。

禽蛋中某些蛋白具有抗原活性，生吃可过敏；含有0.05%抗生物素蛋白，降低生物素吸收；此外，还含有抗胰蛋白酶物质。这些物质经加热可失活，因而禽蛋宜熟吃而不宜生吃。

12. 怀孕后营养生理特点有哪些改变？

（1）激素与代谢　怀孕后，促绒毛膜性腺激素分泌增多，黄体产生孕酮刺激子宫内膜胎盘形成，胎盘随后产生大量雌激素、孕酮和绒毛膜生长催乳激素，刺激子宫和乳腺发育。同时，孕妇甲状腺功能增强，基础代谢水平增高。妊娠期激素的改变导致孕妇对胰岛素的敏感性下降，约2%～7%的孕妇可发展为糖尿病。

（2）消化系统　孕妇消化道平滑肌松弛，肠蠕动减慢，消化液分泌减少，故孕妇容易发生胃肠胀气和便秘，怀孕早期还常有恶心、呕吐和妊娠反应。但孕妇对铁、钙维生素B_1、叶酸等营养素吸收率增加。

（3）肾功能　孕期肾功能出现明显的生理性调节，表现为肾小球滤过水平增高，排出尿素、尿酸、肌酐等功能明显增强。同时，与孕前相比，尿中葡萄糖排出量增加10倍以上，叶酸增加约1倍，其他水溶性维生素排出量也大量增加、氨基酸排出量每日平均约2克，但尿钙排出量较孕前少。

（4）血容量与血液成分　血容量自孕中期起明显增加，至孕晚期血容量比孕前增加40%。其中血浆容量增加50%，而红细胞只增加20%，虽然血红蛋白总量增加，但由于血液相对稀释，血液中血红蛋白浓度反而下降，呈现生理性贫血。

（5）体重增加　健康孕妇妊娠体重平均增加12.5千克。增重过少或增重过多都对母子双方不利。理想的情况是妊娠前三个月增加1.0～1.5千克，以后平均每周增加体重不超过0.5千克。

13. 孕妇需要哪些营养素？

能量：孕妇能量摄入应与消耗保持平衡，妊娠全过程增加12千克左右，孕中后期每周增加体重不少于0.3千克，不大于0.5千克，因此中国营养学会推荐孕妇能量每日增加836.8千焦。

蛋白质：孕期蛋白质的需要量随着妊娠期的延长而增加。中国营养学会建议孕期蛋白质增加值为：孕早期（1～3个月）每天额外增加5克，孕中期（4～6个月）每天额外增加15克，孕晚期（7～9个月）每天额外增加20克，而且优质蛋白（肉类、鱼类、蛋类、奶类和大豆类蛋白质）应占1/2以上。

脂肪：孕妇需摄入适量脂类以保证胎儿正常发育和脂溶性维生素的吸收，适当的脂肪储存有利于产后乳汁分泌，妊娠全过程约需储存2～4千克脂肪。孕妇脂肪供能约占总能量的20%～30%。如孕妇发现血脂增高，应适当控制脂肪摄入量。

碳水化合物：葡萄糖是胎儿的唯一能源，耗用母体葡萄糖较多，妊娠后半期肝糖原合成和分解增强，因此碳水化合物需求增加。如果母体摄入碳水化合物过少，例如有严重妊娠反应的孕妇，则易引起脂肪氧化功能，产生通体，对胎儿发育造成不良影响。孕妇应尽量摄入富含碳水化合物的谷类和水果。

钙：孕妇钙用于胎儿骨骼和牙齿发育，中国营养学会推荐孕早期钙的摄入量为每天 800 毫克，孕中期每天 1 000 毫克，孕晚期每天 1 200 毫克。

铁：孕妇应特别注意铁的补充，孕中期每天约需 25 毫克，孕晚期每天约需 35 毫克。

锌：孕妇锌摄入充足可促进胎儿生长发育和预防畸形。孕早期锌的摄入量为每天 11.5 毫克，孕中期和晚期每天应增加 5 毫克。

维生素：妊娠期需要大量维生素满足胎儿生长发育的需要，尤其是对叶酸和维生素 B_{12} 的需要量非常大。叶酸在预防神经管缺陷中起到非常重要作用，孕妇叶酸缺乏还可使先兆子癫、胎盘早剥的发生率增加。妇女于孕前 1 个月至孕后 3 个月每天补充叶酸 400 微克，但不超过 1 毫克。

14. 孕妇怎样选择膳食？

孕期的营养需求应通过合理调整的膳食来满足。由于孕早、中、晚期的营养素需要量不同，各期的膳食也应有不同。

孕早期饮食应注意多样化，数量不一定要很多，但营养成分应全面。对有轻度呕吐者，可采用少量多餐的方法，尽量避免妊娠反应引起孕妇营养缺乏，补充足量的 B 族维生素有助于改善食欲。饮食以清淡易消化为宜，尽量选用优质蛋白质如奶类、鱼类和禽类。同时，重视粮谷类食品的摄入，碳水化合物摄入过少，可因脂肪利用过多而造成孕妇血中酮体蓄积。有研究表明，胎儿若利用羊水中的酮体可能对大脑发育有不利影响。蔬菜水果等呈碱性食物应多食。

孕中期膳食每天应包括谷类400～500克，豆类及其制品50克，肉、禽、蛋、鱼100～150克（可交替选用），经常摄入动物肝脏和动物血（每周1～2次，每次50～100克），蔬菜水果500克（其中深色蔬菜最好占一半以上），牛奶250毫升。除大米外，还要选用一些杂粮如小米、玉米、麦片等。此外，可经常食用海带、虾皮、紫菜等含钙丰富的食物。

妊娠晚期胎儿体重增加最快，而且胎儿体内还要储存一定量的钙、铁和脂肪等营养物质，因此孕晚期膳食要增加优质蛋白、钙、铁的摄入。每日膳食组成中谷类仍为400～500克；肉、蛋、鱼增至150～200克；每周2次使用动物肝或动物血；牛奶增至500毫升，其他与孕中期相同。此外，应少量多餐，有水肿的孕妇应控制食盐摄入量。

15. 哺乳期妇女如何做到合理膳食？

乳母膳食要求食物种类多样，数量充足，具有较高的营养价值。如动物性食品与豆制品可提供优质蛋白质，牛乳富含钙，新鲜蔬菜和水果中有多种维生素、矿物质和膳食纤维，海产品如海带、紫菜、虾米富含钙和碘。

乳母每日膳食组成一般包括：粮谷类450～500克，豆制品50～100克，鱼、禽、肉类150～200克；牛乳250～500毫升，蔬菜500克（绿叶蔬菜占一半）；水果100～200克，食糖20克左右，烹调油20～30克。调味品适量，控制食盐用量。

烹调方法多用炖、煮、炒，少用油煎、油炸。食用时同时喝汤，可促进乳汁分泌。正常三餐外，可适当加餐2～3餐。由于乳汁分泌与乳母的饮水量有关，餐间还要多饮水或牛奶、豆浆等饮料。避免饮酒和辛辣食品。

16. 母乳喂养的优点是什么?

母乳是婴儿最理想的天然食物，它不仅能全面提供4～6个月内婴儿需要的各种营养素，而且可增强婴儿对疾病的抵抗力，也有利于促进母亲的康复。母乳喂养对母亲和婴儿的益处是多方面的。

（1）母乳成分最适合婴儿的需要　母乳蛋白以白蛋白为主，与牛乳相比更易消化吸收；母乳脂肪伴有较多的多不饱和脂肪酸，其中亚油酸含量最丰富；此外，还含有较多卵磷脂、鞘磷脂及牛磺酸，有利于婴儿大脑发育；母乳中乳糖明显高于牛乳，有利于钙吸收，同时部分乳糖能被乳酸杆菌等有益菌利用，生成乳酸，抑制肠道腐败菌的生长；母乳中维生素A、维生素C、维生素E含量均高于牛乳。

（2）含有多种免疫因子，有助于增强婴儿的抗感染能力　母乳中的主要免疫物质有免疫球蛋白，如IgA（免疫球蛋白A）、IgG、IgD、IgM，人乳溶菌酶，乳铁蛋白，双歧因子等。母乳中免疫因子，初乳中含量较多。

（3）不容易发生过敏　牛乳所含蛋白质与人体蛋白质有一定差异，可作为过敏原而引起过敏反应。母乳喂养的婴儿则极少发生过敏。

（4）有利于母亲产后康复　婴儿吸吮乳房，能反射性刺激母亲分泌催产素而引起子宫收缩，有助于产后康复。

（5）方便、经济　母乳本身几乎无菌且温度适宜，随时可直接补入，不易发生污染，因而十分方便。母乳自然产生，无需购买，对于经济条件较差、婴儿食品缺乏的地区或家庭意义更大。

17. 怎样喂养断奶过渡期的婴幼儿?

虽然母乳是婴儿的天然食物，但随着婴儿的生长发育，母乳喂养已不能满足婴儿对能量和各种营养素的需求，必须添加适当的辅食。婴儿辅食添加时间应从4～6个月开始，至8～12个月完全取代母乳较为适宜。4个月期前添加辅食对婴儿生长并无益处，相反还容易增加肠道感染和食物过敏的危险性，但也不宜迟于6个月之后，以免营养不良。母乳喂养至少要持续6个月，然后开始减少哺乳次数。逐渐过渡到8～12个月完全断乳。断乳后婴儿应继续饮用牛乳或羊乳。

添加辅食的原则：逐步适应，由稀到稠，量由少到多，质地由细到粗，因人而异。断奶食物添加顺序为先单纯后混合，先液体后固体，先谷类、水果、蔬菜，后鱼、蛋、肉。具体添加顺序可以是：未满1个月添加鱼肝油，1个月添加鱼肝油、菜水；2～3个月鱼肝油、菜水；4个月添加鱼肝油、菜水、乳儿糕、蛋黄；5～6个月添加鱼肝油、菜水、粥、蛋黄、菜泥、水果泥；7～8个月添加鱼肝油、菜水、粥、蛋黄、菜泥、水果泥，加烂面、鱼泥、蒸蛋、饼干、馒头干；9～10个月添加鱼肝油、菜水、粥、蛋黄、菜泥、水果泥，加烂面、鱼泥、蒸蛋、饼干、馒头干，加肉末、肝末；11个月添加鱼肝油、菜水、粥、蛋黄、菜泥、水果泥，加肉末、肝末，加烂饭。

18. 幼儿如何选择食物？

（1）继续母乳喂养或给予其他代乳品　每日给予350毫升的幼儿配方奶粉，不宜直接喂普通液态奶和成人奶粉。若条件限制不能摄入奶制品，需要通过其他途径补充优质蛋白质和钙质。

（2）选择营养丰富易消化的食物合理搭配　充分考虑能量需要，增加优质蛋白的摄入，增加铁的供应。鱼类中的不饱和脂肪酸有助于儿童神经系统发育，可适当选用。每月选用一些富含维生素A的动物肝脏食品，做成肝泥食用。此外，应注意各类食物中不同的食物轮流食用，使膳食多样化，达到均衡营养的目的。

（3）合理加工与烹调　幼儿的食物应单独制作，质地应细、软、碎、烂。避免刺激性强和油腻的食物。合理烹调，保证食物新鲜，注意色、香、味、形，以促进食欲。加工烹调时尽量减少营养素损失；蔬菜应整棵清洗，以减少维生素C丢失与破坏。

（4）合理餐次规律进餐　幼儿的胃容量相对较小，且肝储备糖原不多，加上幼儿活泼好动，容易饥饿，故每天进餐次数要适当增加。在1～2岁时可进餐5～6次，3岁时4～5次。尽量定时、适量、有规律进餐，并养成良好的饮食习惯，不挑食、不偏食、不乱吃零食、多喝水，少喝含糖饮料。

19. 学龄前儿童如何做到合理营养？

（1）学龄前儿童生长发育特点　第一，与婴儿期相比，学龄前儿童生长速度相对缓慢，但仍处于生长发育阶段，除维持新陈代谢外，尚需满足生长发育的需求，故单位体重营养素和能量需要量仍高于成年人。第二，学龄前儿童个体间发育速度差别较大。第三，胃肠道对粗糙食物尚不太适应，肝脏储存糖原的能力不及成年人，对外界有害因素的抵抗力较弱。

（2）学龄前儿童营养需要　①能量。儿童时期生长发育旺盛，基础代谢率较高，需要的能量较多，通常可以体重的正常增长作为衡量个体儿童能量摄入量是否适宜的依据。同时也应防止脂肪和碳水化合物摄入过多而导致肥胖。研究发现，儿童期肥胖可持续到成年，学龄前肥胖儿童成为成年肥胖者的危险性是同龄不肥胖儿童的2.0～2.6倍。②蛋白质。儿童蛋白质的需要量随生长发育程度而增多，应注意选择优质蛋白质和摄入足够的能量，以保证蛋白质能在体内被有效利用。③矿物质。由于骨骼生长和循环血量的快速增长，儿童对矿物质尤其是钙、磷、铁的需要量甚大，其他如碘、锌、铜等微量元素也必须足量摄入。根据中国营养学会2000年推荐的矿物质参考摄入量，儿童4～6岁钙的摄入量为每日800毫克，与成人相同，铁的需要量12毫克。应特别提倡儿童多饮用牛奶和奶制品，摄入肝脏、瘦肉或含铁强化食品。④维生素。维生素A、维生素D与生长发育关系密切，水溶性维生素与体内多种代谢有关，也必须供应充分。

（3）学龄前儿童的膳食　学龄前儿童的膳食组成应多样化，以满足儿童对各种营养成分的需要。应注意食物品种的选择与变化，荤素搭配、粗细交替、软硬适宜、温度适中、色香味形能引起儿童兴趣，促进食欲。每天的膳食组成为：米饭或面食125～250克，瘦肉、鱼、虾、带鱼、猪肝等100克，鸡蛋1个，大豆或豆制品10～20克，蔬菜100～200克，水果1～2个，牛奶或豆浆250克。上述食物分成早、中、晚和下午一餐点心。

20. 学龄儿童合理营养应注意哪些方面？

学龄期是体格和智力发育的关键时期，充足的营养摄入可保证其体格和智力正常发育。根据学龄儿童生长发育特点和营养需求，合理膳食除了遵循中国营养学会制定的《一般人群膳食指南》外，还应增加以下内容：

（1）三餐定时定量，保证吃好早餐　早餐食量应相当于全日食量的1/3，如果早餐营养不足，会导致思想不集中，影响学习。优质早餐应包括谷类、肉或蛋类、奶类、蔬菜和水果类。

（2）多吃富含铁和维生素C的食物　儿童每天膳食中都应该有新鲜的蔬菜、水果等维生素C含量丰富的食物。

（3）每天进行充足户外运动　户外活动对于增强体质和耐力，保持健康体重，预防和控制肥胖有重要作用，户外活动时接受日光照射，有利于体内维生素D合成，能保证骨骼健康发育。

21. 怎样培养青少年的良好饮食习惯?

13 岁至 18 岁为少年期或青春期。这个时期体格生长加速，第二性征出现，生殖器官及内脏功能日益发育成熟，大脑功能和心理的发育也进入高峰，是人体生长发育的第二个高峰。由于性意识逐渐增强，对身高和体重非常敏感，影响着他们对事物的选择。女孩一个非常大的变化是月经来临，对食欲、食物摄入都会产生影响。为满足青少年全面合理营养的要求，在饮食上，除遵循一般人群膳食指南外，还应注意以下几点：

（1）膳食多样化　多吃谷类，每天约需谷类 400～500 克，以供给充足的能量。保证鱼、肉、蛋、奶、豆类和蔬菜的摄入，提供人体需要的各种营养素。

（2）养成健康的膳食习惯　一日三餐定时定量，吃好早餐，避免暴饮暴食、偏食和挑食，少吃零食与碳酸饮料，保持理想体重，促进正常生长发育。

（3）加强体育锻炼，避免盲目节食　青少年尤其是女性往往为了减肥盲目节食。正确的减肥方法是合理控制饮食，少吃高能量的食物如肥肉、糖果、巧克力和油炸食品等，同时增加体力活动，使能量的摄入与消耗达到平衡，以保证适宜体重，预防肥胖。

（4）不抽烟，不喝酒　少年时期身体各个器官系统发育还未完全成熟，对外界不良刺激抵抗力较差，因此抽烟喝酒对青少年造成的危害远高于成年人，应养成不抽烟，不喝酒的习惯。

（5）加强户外运动　中小学生应达到国家规定的体育课及课外体育活动时间的要求，平时应注意少玩电脑、少看电视，多到户外活动。

（6）注意考试期间的饮食安排　我国青少年压力大，各种考试多，应特别注意考试期间的营养和饮食。

22. 成年人如何做到合理营养？

成年时期处于生理功能的全盛时期，同时也是开始进入衰老的过渡期，身体经历着从旺盛到衰老的变化过程，其生理特点主要表现在：随着年龄增高基础代谢率逐渐下降，肌肉等实体组织逐渐减少，脂肪组织增多；消化、循环功能减弱，易出现消化系统疾病及心脑血管疾病。此外，机体的其他功能也在减退，如 40 岁以后视力、听力、感觉等开始下降，情绪易波动；妇女开始进入绝经期，易出现内分泌紊乱、骨质疏松等问题。

成年人存在的营养问题，主要有超重或肥胖、高血压、血脂异常和脂蛋白异常、心血管疾病、糖尿病、骨质疏松及肿瘤等，其发生常与膳食结构不合理、营养素摄入不平衡有关，因此成年人膳食需遵循中国营养学会制定的《中国居民膳食指南》，每日增加膳食蛋白质摄入，少食精制糖和脂肪类食品，食不过饱，控制体重，多食蔬菜水果以增加维生素和膳食纤维的摄入，每日饮牛奶或豆奶一杯，以补充钙质。主食应粗细搭配，避免吃加工过细的食物，少食食盐，每日不超过 6 克。膳食安排以三餐为宜，早餐热量占 30%，中餐占 40%，晚餐占 30%。此外，还应注意经常参加有氧活动和体育锻炼，避免过度劳累及精神紧张，保持良好的心态。

23. 老年人的饮食应注意哪些问题？

（1）老年人生理特点　①身体变化。表现在皱纹增多、发须变白、脂褐斑、老年疣、步态不稳、动作迟缓、变矮变胖等。②身体成分变化。代谢组织的总量随年龄而减少，老年期有代谢功能的组织占总体组织的比例（30%）仅为青春期（60%）的一半；总细胞量下降、肌肉萎缩、水分减少、骨密度降低、脂肪增加。③代谢降低。合成代谢下降，分解代谢增强，基础代谢下降；糖耐量降低，血脂增高。④器官功能衰退，消化、循环、泌尿、内分泌、生殖、关节、运动、神经各系统功能衰退。

（2）老年人膳食原则　老年人除了要严格执行《中国居民膳食指南》原则外，还要按照以下《特定人群膳食指南》中的原则执行：①食物要粗细搭配，易于消化。②积极参加适度的体力活动，保持能量平衡。

（3）膳食具体措施　①多吃粗粮、大豆、蔬菜、水果，特别注意以植物性食品为主，因为粗粮中含有较多的膳食纤维、维生素 B_1、维生素 E 和矿物质。后三类食物中含有多种抗氧化营养素，如维生素 E、维生素 C、类胡萝卜素、锌、硒、铜、锰、多酚类、多糖类、异黄酮等，这些食物对延缓衰老有利。②坚持一天一杯牛奶、一个鸡蛋，适量吃鱼、禽、瘦肉和海产品，因为这些食物可提供优质蛋白质、不饱和脂肪酸，牛奶是优质钙源，海产品富含碘，对调节机体代谢有重要作用。③少吃或不吃荤油、肥肉、油炸食品、甜点心、内脏、鱼卵等食品，因为这些食品中含能量、胆固醇、饱和脂肪酸高，可促进衰老，造成机体损害。④注意色、香、味、形，以促进食欲，并适合老年人的咀嚼和消化功能，餐次和能量在各餐中的比例可因人而异，能量摄入不要太多，每餐吃到七成饱、体重适宜即可。⑤中老年人尤其是在应激状态时，比如熬夜、遭受精神刺激、生病等，要特别注意均衡饮食。

（4）中老年人常见营养问题　①微量营养素缺乏。钙缺乏，中老年人很容易引起钙缺乏，出现骨质疏松和骨折、牙齿疏松和失牙等问题；铁缺乏，中老年人维生素 C、铁摄入不足和利用不好，其贫血发生率较成人明显增高；高钠低钾，老年人味觉降低，摄入钠盐较多，易出现水钠储溜，容易引起高血压。②能量失衡。表现为体重增加或减少过多，即肥胖或消瘦。③营养性疾病。随着年龄增大，抵抗力下降，中老年人出现的营养性疾病也增多，比如糖尿病、高血压、心血管疾病、便秘、胃肠功能紊乱等。

24. 急性胃炎怎样进行营养治疗?

引起急性胃炎的原因主要是各种刺激，如饮食过量、过度饮酒或吸烟，过量服用非甾体抗炎药物以及变态反应，如对生贝壳类食物过敏等。外伤、外科手术、发热黄疸、烧伤及放射治疗后的应激反应在某些情况下也可引起急性胃炎。急性胃炎的饮食治疗主要在于以下几点：①去除致病因素。通过致呕吐反应使胃排空，必要时还可采用冲洗结肠或服用轻泻药；为了保证胃部休息，通常要禁食24～48小时或更长。②饮水补液。因呕吐、腹泻，失水量较多，宜少量多次饮水，每次100～150毫升，宜饮糖盐水，补充水和钠，有利于毒素的排泄；若发生失水、酸中毒，应静脉注射葡萄糖盐水及碳酸氢钠溶液。③流质饮食。禁食期过后，按病人的具体情况补充流质，急性发作期最好用清流质，症状缓解后，逐渐增加牛奶、蒸蛋羹等，然后再用少渣、清淡半流质饮食，继之用少渣、软饭；若伴有肠炎、腹泻、腹胀，应尽量少用产气及含脂肪多的食物，如牛奶、豆奶、蔗糖等。④少量多餐。每天5～7餐，每餐宜少于300毫升，以免胃的负担过重。

另外，禁用烟酒、刺激性食物和调味品以及碳酸饮料等，烹调方法宜用蒸、煮、烩、氽、炖等。

25. 慢性胃炎患者的饮食原则有哪些?

慢性胃炎指胃黏膜的慢性非特异性炎症，分为浅表性、萎缩性与肥厚性胃炎三种。病因尚不清楚，可以是急性胃炎的后遗症；长期服用对胃有刺激性的药物，如水杨酸类；长期食用对胃黏膜有损伤的食物，如浓茶、咖啡、胡椒、辣椒、粗糙食物、酒精，或鼻腔、口咽部感染灶的细菌或毒素进入胃内，长期刺激胃黏膜。慢性胃炎还可继发于胃的器质性损害如癌症或溃疡；胃窦部幽门螺旋杆菌感染可使胃黏膜的抵抗力减弱而引起慢性胃炎。此外，引起急性胃炎的一些饮食不慎也可导致慢性胃炎的发生。

慢性胃炎的饮食治疗：

（1）祛除病因　彻底治疗急性胃炎、戒烟酒、避免使用对胃黏膜有损害作用的食物和药物。积极治疗口腔、鼻腔、咽喉部的慢性炎症。

（2）摄入平衡膳食　多吃生物价高的蛋白质和富含维生素的食物，维持或促进机体健康，要注意维生素 C 和 B 族维生素的补充，如维生素 B_{12}和叶酸。贫血病人要多吃富含铁的食物，如动物内脏、蛋类、深色新鲜蔬菜与水果。

（3）食物选择　选择清淡、少油腻、少刺激性、易消化的食物，刺激性食物如辣椒、洋葱、大蒜、胡椒不利于胃黏膜炎症的恢复，因此要禁食。

（4）保持酸碱平衡　浅表性胃炎胃酸分泌过多时，可摄入牛乳、豆浆、带碱的馒头干、菜泥、面条等，以中和胃酸。萎缩性胃炎胃酸少时，吃刺激胃酸分泌的食物，如浓肉汤、鸡汤、带酸味的水果或果汁、带香味的调味品，帮助消化。

（5）少量多餐　每餐勿过饱，减轻胃部负担。用干稀搭配的配餐方法，避免能量摄入的不足。

26. 怎样对消化性溃疡患者进行营养治疗?

消化性溃疡的发生是对胃和十二指肠黏膜有损害作用的侵袭因子与胃黏膜的自身防御——修复因子之间失去平衡的结果，这些防御机制包括黏液/碳酸氢钠屏障、黏膜屏障、黏膜血流量、细胞更新等。本病的临床表现不一，部分患者可无症状，或出血、穿孔等并发症作为首发症状，慢性上腹部疼痛为其主要症状。胃溃疡是“进食和进食后疼痛，饥饿即缓解”，十二指肠疼痛是“饥饿时疼痛，进食后疼痛缓解”。饮食与消化性溃疡的关系不十分明确。酒、浓茶、咖啡和某些饮料能刺激胃酸分泌，摄入后易产生消化不良症状，但尚无充分证据表明长期饮用会增加溃疡发生的危险。

（1）饮食原则　①少量多餐。定时定量，每天 5～7 餐，每餐量不宜过多，减少对胃肠道的负担。②避免机械性和化学性刺激的食物。去除一切对胃肠道黏膜有化学性刺激的食物，如香料、胡椒、辣椒、咖啡、可可等。禁忌易产酸的食物，如甘薯、马铃薯、过甜点心及糖醋食品等；禁忌易产气的食物，如生葱、生蒜、生萝卜、蒜苗、洋葱等；禁忌生冷食物，如大量的冷饮、凉拌菜等；禁忌坚硬的食物如腊肉、火腿、香肠、蚌肉、干果类等。去除粗燥的食物，不宜食用含粗膳食纤维多的食物，如粗粮、芹菜、韭菜、雪菜、竹笋等。③不需严格限制脂肪。因为脂肪可抑制胃酸分泌，适量脂肪对胃黏膜没有刺激。④适量蛋白质。蛋白质对胃酸起缓冲作用，可中和胃酸，但蛋白质在胃内的消化产物有促进胃酸分泌的作用，应供应适量蛋白质以维持机体需要。⑤多食碳水化合物。碳水化合物不是胃酸分泌的强刺激物，每天可供给 300～500 克；选用易消化食物如厚粥、面条、馄饨等；蔗糖不宜太多，以避免使胃酸分泌增加，引起胀气。⑥供给丰富的维生素。选用富含 B 族维生素、维生素 A 和维生素 C 的食物，适当使用富含 B 族维生素的粗粮。⑦烹调方法以蒸、煮、炖、烩为主，不宜采用爆炒、干炸、滑溜、烟熏等方法，进食时保持心情舒畅，细嚼慢咽，以利于消化。

（2）消化性溃疡的分期治疗　根据溃疡轻重，通常饮食治疗可分为 I、II、III、IV 四个阶段进行调配。

溃疡病 I 期饮食治疗：即流质饮食。适用于溃疡病急性发作或出血刚停止后的病人。食物宜选用易消化且无刺激性的食物，甜咸相间，以蛋白质和碳水化合物为主，每天 6～7 餐。可以给予米汤、蒸蛋羹、稀藕粉、豆腐脑等，限用肉汤、鱼汤、鸡汤、浓茶、咖啡和酒以及富含酒精的饮料等。

溃疡病 II 期饮食治疗：即少渣半流质食物。适用于无消化道出血、疼痛减轻、自觉症状缓解、食欲尚可者，宜选用极细软易消化的食物，如鸡蛋粥、肉泥、碎烂面条等，每天 6 餐，每餐主食 50 克，加餐可用牛奶、蛋花汤。禁食碎菜及含渣较多的食物。

溃疡病 III 期饮食治疗：即半流质饮食。适用于病情稳定、自觉症状明显减轻或基本消失者。每天 6 餐，每餐主食不超过 100 克，可食粥、面条、面片、小馄饨、小笼包、清蒸鱼、红烧鱼等。避免过饱，防止腹胀，禁食含纤维较多的蔬菜，避免过咸等。

溃疡病 IV 期饮食治疗：即胃病五次饭。适用于病情稳定、溃疡基本愈合并逐渐康复的患者。饮食细软易消化，清淡少油腻，刺激性小，营养全面。主食不限量，除三餐外，另增加两餐点心。除溃疡前三期可用食物外，还可使用一些含膳食纤维少的瓜果，如嫩黄瓜、嫩茄子（去皮）、嫩白菜叶、番茄（去皮籽）、冬瓜、马铃薯、胡萝卜等，要切细煮烂或做成泥状。禁用含纤维多的蔬菜以及富含挥发油的蔬菜如葱头、生蒜、生葱及小茴香等。熟透的水果如苹果、桃、梨等含有可溶性膳食纤维与果胶，煮熟后更易消化，可以减少对胃的机械性刺激。每天进食五次。

（3）并发症的饮食治疗　消化性溃疡并发症主要有大出血、幽门梗阻和穿孔。

出血：除呕血外，一般不禁食，若病人不伴恶心、呕吐和休克，均可给予冷米汤、冷牛奶等流质食物，以中和胃酸，抑制胃机械性收缩，对止血有利。每日进餐 6～7 次，每次 100～150 毫升，出血停止后可改用溃疡病 I 期饮食。

幽门梗阻：当食物通过幽门部受阻时，可发生恶心、呕吐、疼痛等症状，初期潴留量少于 250 毫升时，只可进食清流质，如少量米汤、藕粉等，每次限 30～60 毫升，逐渐增加到 150 毫升。凡有渣及牛奶等产气的流质均不可进食，完全梗阻者应禁食。

急性穿孔是胃溃疡的严重并发症，应禁食，采用肠外营养。

27. 便秘的营养治疗应注意哪些问题？

便秘是症状而不是单纯性疾病，表现为排便的间隔时间和排便时间延长、排便困难，一般不解大便超过 48 小时，可以认为是便秘。

便秘的饮食治疗要根据便秘的不同类型来决定。一般便秘分为三种，即迟缓性便秘、痉挛性便秘和梗阻性便秘。

（1）迟缓性便秘　亦称无紧张性便秘或无力性便秘，因排便动力缺乏引起。如多次妊娠、肥胖、年老体弱、久病及营养不良等导致肌肉松弛。饮食长期无食物纤维及维生素 B_1，食欲差、进食量少，引起机械性或化学性刺激不足，饮水不足及脂肪摄入不足均可引起便秘。

多食高纤维饮食：多供给含粗纤维的食物，以刺激肠道、促进胃肠道蠕动、增加排便动力。如多食用蔬菜、水果、粗粮、生拌吃的瓜果、豆类等。每日 10～15 克膳食纤维，包括可溶性（如果胶）和不溶性纤维。

多饮水：保持肠内足够的水分，有利于粪便排出。

多食富含 B 族维生素的食物：可促进消化液分泌，维持和促进肠蠕动，有利于排便，如粗粮、酵母、豆类及其制品等。硫胺素能增加肠道蠕动，粗粮、豆类中富含硫胺素。

多食易产气的食物：如豆类、洋葱、萝卜、黄瓜、蒜苗等，可促进肠蠕动；蜂蜜、生甘蓝、生萝卜在肠内发酵产生气体，也可增加肠蠕动。

适当增加高脂肪和润肠食物的摄入量，禁用烟酒及辛辣食物等。花生油、豆油、菜籽油均可润肠，有助于缓解便秘。

（2）痉挛性便秘　肠道神经末梢刺激过度，使肠壁肌肉过度紧张或痉挛收缩。常见原因如滥用泻药、调味品或吸烟过度，或过多摄入粗糙食物和饮浓茶、咖啡和酒，引起自主神经功能亢进。

食无粗纤维的低渣饮食：由低渣半流质饮食改为低渣饮食，禁食蔬菜、水果。

适当增加脂肪摄入量：脂肪润肠，脂肪酸增加肠蠕动，但不宜过多，每天应少于100克。

多饮水：保持肠内粪便中水分充足，以利于排便。

禁用刺激性食物：如酒、浓茶、咖啡、咖喱等。

（3）梗阻性便秘　因肠粘连、肿瘤或先天性疾病等阻塞肠，使肠内容物运行受阻而引起的便秘。

祛除病因，不完全梗阻，可考虑给予清流质。

28. 胆囊炎和胆石症应限制哪些食物？

胆囊炎和胆石症患者适当限制脂肪和胆固醇类食物的摄入，保持每天足量摄入水和膳食纤维，可以减轻和缓解胆囊炎与胆石症病情发展，健康人可以做好胆囊炎与胆石症的预防。

（1）限制脂肪摄入　患者因其胆汁分泌和排泄存在异常，胆囊的收缩功能差，一旦过多脂肪摄入，特别是动物性脂肪，容易诱发胆囊炎与胆石症急性发作。烹调油宜选用植物油，每日用油量比健康人适当减少10%左右，每日20～25克；烹调方法宜蒸、煮、炖、小炒为主，避免油炸、油煎，鸡蛋可水煮或煮蛋，而不能选荷包蛋。

（2）控制摄入胆固醇　患者中部分合并有血胆固醇水平偏高

或高胆固醇血症者，对动物性食物，如猪油、肥猪肉、动物内脏等，因胆固醇含量均较高，应不食或少食。为有效预防胆囊炎与胆石症急性发作，或减轻病情，可鼓励患者多选用素食。另外，适当增加富含磷的食物以提高胆汁中的磷脂，有助于胆石症防治，可选用干豆类、坚果类、鱼虾类食物。

（3）保证碳水化合物供给　碳水化合物摄入对胆囊炎与胆石症患者十分必要。由于限制脂肪类食物摄入，相对要增加碳水化合物占总热量的比例，特别是富含膳食纤维的多碳类，膳食纤维不仅能吸附肠道内的胆酸，具有利胆作用，同时可刺激肠道蠕动，及时排泄出人体内各类代谢废物。

（4）合理补充维生素　患者因限制脂肪的摄入可能会影响脂溶性维生素的吸收与贮存，要适当补充维生素 A，有助于预防胆结石。平时可适当提高富含 β-胡萝卜素类的食物摄入量，注意提供维生素 K，因其对胆囊有一定解痉作用，不仅可解除疼痛，还可促进胆汁排泄。坚持每日摄入富含 B 族维生素、维生素 C 的蔬菜、水果类，有利于胆道的功能恢复。

（5）补充适量水　鼓励胆囊炎与胆石症患者每日及时适量补充温开水，只有坚持不间断补水才能稀释体液与胆汁浓度，胆囊能保持正常的收缩功能，排泄胆汁入肠道，这是预防胆囊炎与胆石症的关键。每天喝水至少 1 200 毫升，每隔 2 小时要及时补充 150 毫升左右的温开水或茶水。

（6）食物选择　粗粮如马铃薯、甘薯与玉米等，豆类及其制品如豆腐、豆腐干、千张等，新鲜深色的蔬菜如水芹、西芹、胡萝卜、青椒等，菌菇类如香菇、蘑菇、鸡腿菇、木耳等；鱼虾类、畜禽类与动物瘦肉类，可酌情选用。

（7）少用或忌用食物　高脂肪食物如肥肉、猪油、油条、油炸鸡腿或炸鸡翅等，高胆固醇食物如动物脑、肝、肾、蛋黄、蟹黄与鱼籽等，刺激性调味品如辣椒、胡椒、芥末等，日常烹调用油量需要控制。

29. 怎样对病毒性肝炎患者进行营养治疗?

病毒性肝炎是一组嗜肝性病毒引起的肝广泛性炎症。最常见的是甲型病毒性肝炎、乙型病毒性肝炎、丙型病毒性肝炎和戊型病毒性肝炎。

病毒性肝炎一般治疗原则，一是适当休息，每日活动可根据个人情况而定，做些力所能及的活动，以不感觉疲劳为宜。二是合理营养，营养是治疗肝病的基本措施之一，其目的是减轻肝脏负担，给予充分营养以保护肝脏，并促使肝脏组织结构与功能的恢复。三是慎用药物，许多药物都需要在肝中代谢，因此对肝病患者主张慎用药、少用药、药量不宜过大以免加重肝脏负担，使病情加重。

病毒性肝炎的营养治疗主张采用高蛋白、高维生素、低脂肪、适量碳水化合物和能量的饮食，有利于肝炎的恢复。

在急性肝炎初期或慢性肝炎急性发作期，应选择清淡、易消化、刺激性小、少渣、少胀气的食物，以流质、半流质为佳，饮食供给宜量少质精，尽可能照顾病人口味，并考虑其吸收利用情况。如病人恶心、拒食或食量太少，可由静脉输注葡萄糖、维生素和电解质等以维持基本营养需要和保持水、电解质平衡。对急性重症肝炎病人可采用静脉营养。

慢性肝炎（或肝炎康复期）病人的饮食基本上是平衡膳食，其具体要求如下：

（1）能量供给适当　肝炎病人需要充足的能量，但不宜过高。充足的能量有助于组织蛋白合成、肝细胞再生以及肝功能恢复，也有助于满足由于代谢应激导致的过多能量需求。但高能量饮食会增加肝脏负担，加重消化功能障碍，并可导致肥胖，诱发脂肪肝、糖尿病，影响肝功能的恢复。能量不足，亦可增加身体组织蛋白质的损耗。因而对肝炎病人的能量供给，需与体重、病情及活动情况相适应，尽可能保持能量出入平衡，维持理想体重。

（2）供应质优量足产氨少的蛋白质　食物选用要少而精，易于消化，动植物蛋白可以混用。每日 80～100 克蛋白质。采用高蛋白饮食治疗肝炎时，要保持各种氨基酸的适当比例，以免产生过多蛋白质代谢废物，增加肝、肾负担。选择富含必需氨基酸的食物且种类齐全，多供给鱼、虾、鸭、去皮鸡肉、牛奶、黄豆、玉米、小米、糯米、菜花、小红枣等含支链氨基酸多的食物，少吃带皮鸡肉、猪肉、牛肉、羊肉、兔肉等含芳香族氨基酸多的食物。每日供给适量含蛋氨酸食物，如瘦肉、蛋、鱼、豆类及豆制品。

（3）碳水化合物供应量适当　碳水化合物有节约蛋白质的作用，促进肝脏对氨基酸的利用。患肝炎时肝糖原合成减少，储存肝糖原的能力也下降，因此需要多摄入碳水化合物以补充肝糖原。肝糖原有保护肝脏、加强肝脏解毒、增加肝脏对感染和毒素的抵抗能力，以及尽快恢复肝功能的作用。碳水化合物最好选用主食及副食品中含有的天然糖类，但也不宜过多，全日碳水化合物总量 300～400 克。

（4）脂肪不宜过分限制　每日脂肪的供给量应以本人能够耐受，又不影响消化功能为宜。全日脂肪总量不宜超过 60 克。

（5）供给充足的维生素　维生素能增强肝细胞对毒素的抵抗力，对保护肝脏有益。维生素 A、复合维生素 B、维生素 D、维生素 E、维生素 K、维生素 C 均在肝脏内储存，患肝炎时这些维生素在体内储备不足；肝炎患者某些维生素如维生素 B_1、维生素 B_6 等利用不足，并可影响多种维生素的吸收与代谢，所以膳食中应富含多种维生素，必要时补充维生素制剂。

（6）饮食禁忌　禁烟酒，忌用油煎、油炸和油腻食物及辛辣调味品如胡椒、辣椒等，不吃霉变食物。

（7）少食多餐　肝炎病人每日 4～5 餐。每次适量不宜过多，既要预防低血糖发生，又不能增加肝脏负担。

30. 肝硬化患者饮食应注意哪些问题?

肝硬化为常见的慢性肝脏疾病，是一种或多种致病因素长期和反复作用所致。

营养治疗的目的和原则，是通过饮食治疗以增进食欲，改善消化功能；控制病情发展；增强机体抵抗力，促进肝细胞修复再生以及功能恢复。采用“三高一适量”饮食原则，即高能量、高蛋白、高维生素、适量脂肪饮食。

营养治疗措施：

(1) 保证足够能量　根据病情调整蛋白质供应量，能量供应量应比正常人高，蛋白质供给量为每千克体重每天 1.2～1.5 克，以病人能耐受，并足以维持氮平衡，促进肝细胞再生而又不致诱发肝性脑病为度，并注意供给高生物价蛋白质。高蛋白饮食是为了促进受损肝细胞修复和再生，对于血浆蛋白过低，伴有浮肿及腹水者尤为重要。伴有顽固性腹水者，由于食欲减退，必要时可采用要素膳，经肠营养或静脉营养。如出现肝功能衰竭、肝昏迷倾向时，应限制蛋白质供给量，约 25～35 克，以免血氨升高，加重病情。发生肝昏迷时应暂时禁用动物蛋白。可选用少量富含支链氨基酸和产氨少的蛋白质，如豆腐等。

(2) 脂肪供给应适量　脂肪供应量一般为 40～50 克，肝病患者胆汁合成和分泌减少，对脂肪的消化和吸收功能降低，摄入脂肪过多可在肝内沉积，使肝功能进一步受损；脂肪过少会影响烹调口味，降低病人食欲，肝硬化病人膳食中部分采用中链三酰甘油作为烹调油，对病人也有良好作用。

(3) 保肝解毒　充足的碳水化合物可以保肝解毒，每日可供给碳水化合物 300～450 克，避免因肝功能不良所导致的低血糖。当主食摄入量低时，可适当补充一些甜食、蜂蜜。

（4）供给丰富的维生素和微量元素　维生素C可以促进肝糖原合成，叶酸和铁的利用，增加维生素C水平可以保护肝细胞，促进肝糖原再生。对有出血倾向和凝血障碍者应适当补充维生素K，叶酸和锌也有利于干细胞再生。宜多用猪瘦肉、牛肉、羊肉、蛋类、鱼类等含锌量较高的食物。肝硬化患者容易发生镁离子缺乏，应补充含镁量多的食物，如绿叶蔬菜、豌豆、乳制品和谷类化合物。

（5）限盐限水　出现腹水时要限盐限水，严格限制钠和水的摄入量是治疗腹水的重要措施。严重腹水时要给予无盐饮食。

（6）调整或补充其他电解质　服用排钾利尿剂时应注意补充钾盐，食物中各种蔬菜、水果、干豆类、肉、鱼、菌类都含钾丰富。

（7）烹调方法和饮食选择　烹调方法要求多样化，注意色、香、味、形以刺激病人的食欲；尽量少用或不用辛辣食品或调味品；避免一切生、硬、脆和粗糙食品，如带刺的鱼块、带碎骨的肉，以及含粗纤维多的食物，如未切碎、煮软的芹菜、韭菜、黄豆芽等。

31. 急性胰腺炎患者饮食应特别注意哪些问题？

饮食不慎是引起胰腺炎发作的重要原因，故饮食治疗对胰腺炎的预防和治疗十分重要。胰腺炎患者由于胰液分泌减少而造成代谢紊乱，必须避免摄入过多的脂肪和刺激性食物，以利于胰腺休息，胰腺炎引起的疼痛部分与胰脂酶和胆汁分泌的机制有关。营养调控就是要尽可能减少刺激这些酶的分泌。

（1）急性期　在急性应激期，禁止经口摄食，通过静脉补充营养素。禁食一般不少于3天，切忌过早进食。如需做肠内营养，应采用要素饮食经鼻空肠造瘘，不能用大分子的肠内营养制剂。

（2）恢复期　在轻微应激的情况下，几天后可经口给予完全不含脂肪和高碳水化合物的清流质饮食，以免脂肪消化不良。完全不含脂肪的流质饮食主要有果汁、果汁冻、稀藕粉、杏仁茶、浓米汤、番茄汁、鸡蛋汤（鸡蛋只能用蛋清，不能用蛋黄，因蛋黄有脂肪）。禁食浓鸡汤、浓鱼汤、肉汤、牛奶、豆浆、蛋黄等食物。待病情逐渐稳定后，饮食量可增加，改为低脂肪半流质饮食，开始用脂肪含量很低的易消化食物，并逐渐过渡，使机体容易耐受。蛋白质不宜过多，应供给充足的碳水化合物。禁食含脂肪多或刺激性食物。

（3）补充电解质　要结合临床电解质的变化，适量由饮食补充。

（4）少量多餐　每天5～6餐，每餐给予1～2样食物。食物要细软、易消化，切忌暴饮暴食。

（5）烹调方式　采用烧、煮、烩、炖、卤等烹调方式，切忌油炸、油煎、烙、烤等烹调方法。

32. 如何通过饮食控制慢性胰腺炎发作？

慢性胰腺炎的营养治疗与急性胰腺炎基本相同，急性发作期应禁食，待病情好转后，可给予高碳水化合物、低脂少渣半流质食物。

（1）限制脂肪　在病情严重时期，宜采用低碳水化合物、低脂肪的半流质饮食，避免刺激肠管和减轻胰腺负担，病情好转时每天可增加至40～50克。必要时可用中链三酰甘油代替部分膳食脂肪。由于限制脂肪，故只能用蒸、煮、烩、炖等烹调方式，应注意烹调技术，保持菜肴的味道鲜美。核桃、花生、榛子、松子、芝麻、黄豆、肥瘦猪肉、油炸食物、油酥点心等均应限制。

（2）蛋白质　每天供给蛋白质50～70克，注意选用含脂肪少、高生物价的蛋白质食品，如鸡蛋清、鸡肉、虾、鱼、豆腐、瘦牛肉等。

（3）碳水化合物　每日供给 300 克以上，可选用谷类、蔗糖、红糖、蜂蜜等食物。

（4）胆固醇　慢性胰腺炎多伴有胆道疾病或胰腺动脉硬化，胆固醇供给量每日以少于 300 毫克为宜。

（5）维生素　应供给充足，多选用富含 B 族维生素和维生素 A、维生素 C 的食物，特别是维生素 C 每日供给量 300 毫克以上，必要时可给予维生素 C 片剂。

（6）食物禁忌　忌用化学性或机械性刺激的食物，禁用含脂肪多的食物（如油炸食品）、禁酒。

33. 怎样对急性肾小球肾炎患者进行营养治疗？

急性肾小球肾炎简称肾炎，是机体对某些疾病因素，大多是由溶血性链球菌感染后，产生免疫反应，抗原抗体复合物沉积在肾小球引起的病理改变，造成肾小球炎症和损伤。此病可发生在任何年龄，但以儿童多见。其饮食原则为：低蛋白饮食，限制钠及水分，少尿或无尿时控制钾；多摄入碱性食物，少用酸性食物。

（1）低蛋白　蛋白质供给量根据病情而定，症状较轻者控制在每天 20～40 克，以减轻肾脏负担。低蛋白时间不宜过长，防止发生贫血。一旦血中尿素氮、肌酐清除率接近正常，无论有无蛋白尿，蛋白质供应量应逐步增加至每天每千克体重 0.8 克，以利于肾功能恢复。应选用含必需氨基酸多非必需氨基酸少的优质蛋白质，如鸡蛋、牛奶、瘦肉和鱼，忌用豆类及其制品。

（2）限制钠和水　根据病情、尿量及水肿情况给予低盐、无盐或少钠饮食。少钠饮食除不加盐和酱油外，还要避免食用含钠高的食物。

（3）控制钾摄入　少尿或无尿时，应严格控制钾摄入量，水分限制在每天 500 毫升以下。避免食用含钾高的食物，如鲜蘑菇、香菇、红枣、贝类、豆类、蔬菜和水果类。

（4）适量供应能量　治疗以休息、药物和饮食营养治疗相结合。严重时需要卧床休息，使能量消耗降低，活动减少，可使食欲降低，故每天供应能量不宜过高，全天 6 694.4～8 368 千焦为宜。

（5）足量碳水化合物适量脂肪　饮食能量大部分由碳水化合物供给，宜增添甜点心、粉皮、凉粉等。不需严格限制脂肪总量，但少给含动物油脂多及油煎炸食物。饮食以清淡为主。

（6）供给足量维生素　多用新鲜的绿叶蔬菜和水果，除非在少尿期限制钾盐时，需要严格限制蔬菜。恢复期应多供给山药、红枣、桂圆、银耳等食物。可选用卷心菜、番茄炒鸡蛋、炒胡萝卜丝等补充维生素 A、维生素 C 和 B 族维生素。

（7）多选用成碱性食物　食物有成酸性和成碱性之分。成酸性食物指在体内代谢后生成偏酸性物质，以粮食、豆类和富含蛋白质的肉类食物为主。成碱性食物主要指蔬菜、水果和奶类。以上食物中蛋类成酸性最强，海带成碱性最强。食物成酸能力排序如下（从大到小）：

成酸性食物：蛋类＞白米＞糙米＞牡蛎＞鸡肉＞鳗鱼＞面粉＞鲤鱼＞猪肉＞牛肉＞干鱿鱼＞啤酒＞花生＞大麦＞虾＞面包＞紫菜＞芦笙。

成碱性食物：豆腐＞牛奶＞大豆＞葱头＞藕＞南瓜＞黄瓜＞马铃薯＞柿子＞莴苣＞草莓＞苹果＞胡萝卜＞香蕉＞梨＞茶＞西瓜＞萝卜＞菠菜＞海带。

（8）限制刺激性食品　限制香料及刺激性食品，如茴香、胡椒等食物的代谢产物含嘌呤，由肾脏排出，可增加肾脏的负担，故不宜多吃；动物肝、肾等内脏含核蛋白多，其代谢产物含嘌呤和尿酸较高，也应限制使用。

34. 慢性肾小球肾炎患者的日常饮食原则是什么？

慢性肾小球肾炎简称慢性肾炎。可发生在不同年龄，但以青中年多见，多因急性肾炎治疗不及时或治疗措施不当而致病。其饮食原则如下：

（1）限制蛋白质　根据肾功能损害的程度确定蛋白质的摄入量。病程长，且肾功能损害不严重，食物中蛋白质不必严格限制，每天不宜超过每千克体重1.0克，其中优质蛋白质占50%以上。有氮质血症时，按病情限制蛋白质。

（2）限制钠摄入　水肿和高血压患者，应限制食盐，每天2～3克为宜。水肿严重时，控制食盐2克以下或给予无盐饮食，同时定期检查血钾、钠水平。因为慢性肾炎多尿期或长期限钠时，会造成体内钠含量不足。

（3）保证能量供给　慢性肾炎病程长，能量供应要满足活动需要。由于限制蛋白质，故要以碳水化合物和脂肪作为能量来源。总能量每天9 204.8～10 878.4千焦。

（4）足量维生素　维生素应供应充分，注意补充B族维生素和维生素A、维生素C等丰富的食物，如动物内脏、肝、绿叶蔬菜等。

（5）根据病情变化调整饮食　慢性肾炎急性发作时，按急性肾炎饮食治疗原则处理。大量排蛋白尿时，应按肾病综合征的饮食原则处理。总之，慢性肾炎应密切结合病情变化，修订饮食配方，以利于病情稳定和修复。

35. 肾病综合征患者如何进行营养治疗？

肾病综合征的主要临床特点是蛋白尿、严重水肿、血浆清蛋白过低和血胆固醇过高。有严重的蛋白尿者，每天从尿排出的蛋白质在10克以上的任何肾脏疾病，都可能发生肾病综合征。肾病综合征的饮食原则如下：

（1）高蛋白饮食　因尿中丢失大量蛋白，引起低蛋白血症，血浆胶体渗透压降低，浮肿顽固难消，如肾功能良好，给予高蛋白饮食，以纠正和防止血浆蛋白质降低、贫血及营养不良性水肿。发生氮潴留时应限制蛋白摄入，可在低蛋白饮食上适当放宽，全天供给50克左右。

（2）供给足够能量　患者常有食欲欠佳，食物品种应多样化，色香味形好，可口美观，以增进食欲。

（3）限制钠盐　注意禁食含钠食品，如酱豆腐、咸菜、咸蛋、松花蛋等，食盐不超过每天2克或酱油10毫升。禁食含碱主食及含钠高的蔬菜，如萝卜、菠菜、小白菜、油菜等，若用利尿剂，水肿消退，即可适当放宽钠摄入量。

（4）脂肪适量　肾病综合征大多表现血脂增多、血浆浑浊，但持续性低脂饮食，并不能降低血脂，因血脂过多继发于血浆清蛋白降低，反复输注清蛋白后，血浆清蛋白增加。在水肿消失时，则血浆胆固醇和磷脂的比例下降，血浆三酰甘油和脂蛋白同时下降，血浆浑浊度减轻。

（5）足量维生素与矿物质　应选用富含铁及B族维生素和维生素A、维生素C的食物，长期大量蛋白尿，使钙磷缺乏，导致骨质疏松，发生低钙血症，故必须注意钙、磷的补充。

（6）食疗方法

大蒜蒸西瓜：每次用大蒜60～90克，约1.5千克左右西瓜1个。用尖刀在西瓜皮上挖三角形洞，大蒜去皮放入西瓜内，再用挖出的瓜皮塞住洞口，将洞口向上并用瓦碟盖好，隔水煮熟，趁热服用蒜和瓜瓤。

鲤鱼煨大蒜：鲤鱼1条，去肠脏，不去鳞，用蒜瓣填入鱼腹，用纸包好，用线缠住后，以黄泥封裹，在热灰中煨熟，除去纸泥，食鱼及蒜。有利尿和消肿的作用。

墨鱼冬瓜汤：墨鱼 1 条，去内脏，洗净，与冬瓜煮汤，不加盐服用。也可约 250 克鲤鱼 1 条，冬瓜 1 000 克，不加盐煮食。

砂仁蒸鲫鱼：用去内脏的鲫鱼 1 条，将砂仁 6 克、甘草末 3 克纳入鱼腹，用线缚好，清炖煮烂吃。

母鸡蒸黄花菜：母鸡 1 只，黄花菜 120 克，炖烂喝汤吃肉。

鸭煮大蒜：取三年以上绿头鸭 1 只，去毛剖腹去内脏，填入大蒜头 4～5 球，煮至烂熟，不加盐或略加糖，吃鸭、蒜，并喝汤，可隔 3 天吃一只。

甲鱼汤：甲鱼肉不加盐清炖，分次服用。

羊奶：新鲜羊奶每天饮 500～1 000 毫升，豆浆或豆奶也可经常饮用。

36. 慢性肾功能衰竭营养治疗措施有哪些？

慢性肾功能衰竭多由急性肾炎治疗不及时，或慢性肾炎迁延、反复发作引起，也可继发于其他疾病，引起肾发生器质性病变。表现出明显的肾功能损害，并可同时有一系列的临床症状，如氮质血症、水电解质紊乱、酸碱平衡失调等临床综合症状。

合理的饮食营养治疗，是保护肾功能，延长生存期的关键。要求低蛋白、低磷、高能量及高必需氨基酸饮食，并调节水分和电解质的摄入量。饮食治疗应根据肌酐清除率给予调整。临床Ⅰ期为肾功能不全代偿期，肌酐清除率为 51～80 毫升/分；Ⅱ期为肾功能不全失代偿期，肌酐清除率为 26～50 毫升/分；Ⅲ期为尿毒症期，肌酐清除率为 11～25 毫升/分；Ⅳ期为尿毒症末期，肌酐清除率为小于 10 毫升/分。

营养治疗措施：

（1）少食豆类及其制品　允许进食少量鸡蛋、牛奶、鱼肉，宜多选食白菜、萝卜、梨、桃及西瓜，避免高磷饮食。

（2）保证能量供给　每天最好供给 8 368～12 552 千焦能量，

由碳水化合物和脂肪供给。麦淀粉、玉米粉中蛋白质含量极低，仅为0.6%，但也能提供能量。

（3）供应适量蛋白质　低蛋白饮食可降低尿素氮，故可根据肌酐清除率确定蛋白质供给量。Ⅱ期为肾功能不全失代偿期，每天供给蛋白质35～40克；Ⅳ期每天供给蛋白质18～20克，可给予鸡蛋1个，牛奶200毫升，其中优质蛋白12～15克。

（4）水分及钠的摄入　在慢性肾功能衰竭Ⅱ期，有多尿倾向，如无浮肿，尿量较多，每天在1 500毫升以上，饮水原则为少量多次饮用，不加严格限制。晚期少尿患者则以量出为入的原则。多尿时每天钠盐3～5克，少尿时限制钠盐及钾盐的摄入量，可将水果、肉类及蔬菜经过烹调后，倒去汤汁（除钾盐）后食用。

37. 缺铁性贫血患者应经常摄入哪些食物？

缺铁性贫血，是指缺铁导致血红素合成异常引起的小细胞低色素性贫血及相关的缺铁异常。体内铁不足引起的缺铁性贫血是常见病和多发病，尤其是经济不发达地区的婴幼儿、育龄妇女和各种慢性失血患者发病率较高。缺铁性贫血患者，原发病的应积极治疗。营养治疗措施主要有改善饮食、强化主食原料和调味品中的铁，以及服用铁剂。

（1）坚持选用含铁丰富的食物　畜肉、禽肉和动物内脏等含血红素铁丰富，铁吸收率较高；大部分蔬菜、谷类、豆类中的铁主要为非血色素铁，吸收率较低，如菠菜中的铁只能吸收2%左右。因此，补铁应增加畜肉、禽肉及其内脏等动物性食物为主。黑木耳、紫菜、黑芝麻等非动物性食物含铁也很丰富，可增加摄入。

（2）多选富含维生素C的食物　蔬菜中的铁虽然吸收率相对较低，但由于富含维生素C，可促进铁吸收，也应适当补充。水果中除维生素C外，枸橼酸、果糖等也有助于铁吸收，可随餐饮用鲜榨果汁或进食新鲜水果促进铁的吸收。

（3）减少摄入对铁吸收有影响的物质　食物中植酸盐、草酸盐、磷酸盐、碳酸盐、钙、锌等会影响铁的吸收；茶叶中的鞣酸和咖啡、可可中的多酚类物质也会影响铁的吸收。应避免上述食物与富含铁的食物同食。建议在餐后 1～2 小时再饮茶；富含钙的牛奶及其他乳制品可作为餐间点心食用，而不随餐食用；也可将富含抑制铁吸收的营养素的食物放在含铁量最低的一餐中食用，如含铁量低的谷类早餐时饮用茶或乳制品。

（4）补充铁剂　首选口服铁剂，但要餐后服用，可减少胃肠道反应。一般服用 3 个月后血红蛋白可以升高或恢复正常，但应再继续服用 4～6 个月，待铁蛋白恢复正常后再停用。口服不耐受或吸收障碍者，可选用铁剂肌肉注射。

（5）宜用食物　富含铁的食物如猪肝、猪肾、鸭血、鸭肝、蛋黄、鲍鱼、贻贝、蛤蜊、河蚌、田螺、海参、虾米、海带、紫菜、干蘑菇、香菇、黑木耳、黑芝麻、芝麻酱、黄豆、黑豆、豆腐干、葡萄干等；富含维生素 C 的食物主要为新鲜的蔬菜与水果，如辣椒、豌豆苗、番茄、菜花、苦瓜、酸枣、山楂、青菜、木瓜、橘子、猕猴桃。

（6）少选或忌选食物　茶叶、咖啡、可可中含鞣酸或多酚类物质，影响铁吸收，应少食用；钙制剂、锌制剂、抑酸剂等均影响铁的吸收，应少食用或与铁剂、含铁丰富的食物错时食用。带壳谷物和某些蔬菜中的植酸盐、草酸盐可影响铁的吸收。

38. 巨幼红细胞贫血患者应选择哪些食物？

巨幼红细胞贫血是叶酸、维生素 B_{12} 缺乏，或某些药物影响核苷酸代谢，导致 DNA 合成障碍而引起的一种大细胞性贫血，也是临床常见的贫血之一，多见于婴幼儿、孕妇、乳母和进食新鲜蔬菜、肉类较少的人群。巨幼红细胞贫血患者应积极做好营养治疗，药物所致的应酌情停药。营养治疗要注意同时摄入动物性食物和植物性食物，坚持均衡饮食，并根据病况酌情补充叶酸和维生素 B_{12} 制剂。

（1）摄入均衡饮食　自然界中的叶酸多以二氢叶酸形式存在，广泛存在于各类动植物食物中。自然界中维生素 B_{12} 主要有细菌合成，植物性食物中基本不含维生素 B_{12}，因此要注意均衡饮食，纠正偏食、挑食等不良饮食习惯，同时摄入动物性食物和新鲜蔬菜、水果等，植物性食物以补充叶酸和维生素 B_{12}。

（2）口服叶酸制剂　口服叶酸至贫血症状消失，如无原发病不需维持治疗。同时，有维生素 B_{12} 缺乏者，需两者同时补充，否则会加重神经系统损伤。

（3）补充维生素 B_{12}　根据不同患者病情，选择口服或肌肉注射维生素 B_{12}。巨幼红细胞贫血如合并有神经系统症状表现，应持续治疗半年至一年；恶性贫血患者则需终身治疗。

（4）宜选食物　富含叶酸的食物如黄豆、菠菜、芹菜、猪肝、腐竹、番茄、小白菜、花生、核桃、竹笋、蒜苗、豌豆、鸡蛋、豆腐、橘子等；富含维生素 B_{12} 的食物主要有畜禽肉类、蛋类、鱼类、猪肝、海蟹等。

（5）少选或忌选食物　摄入食物宜多样化，无特别禁忌。继发性巨幼红细胞贫血患者应注意原发病的饮食禁忌。

39. 甲状腺功能亢进患者饮食应注意哪些问题？

甲状腺功能亢进症，简称甲亢，发病率有增高趋势。其中与营养相关的问题已引起医学专家的重视。因其是甲状腺激素分泌过多，促进三大营养物质的代谢，加速氧化，产热与散热明显增多，基础代谢率异常增高。对碳水化合物、蛋白质及维生素、钙、磷的需求应及时补充。临床上时有出现医护人员用含碘的食物和中药来治疗甲亢，导致患者的病情加重，用药剂量加大，直接影响患者的治疗与康复。

(1) 忌碘　患者忌用含碘的盐和富含碘的海带、紫菜、海鱼、蛤类、虾等，要避免用含碘的中草药，如海藻、昆布、丹参等。甲亢只有发生在甲状腺危象时，为了迅速减轻和控制危象症状，减少死亡率，可采用静脉滴注碘化钾或碘化钠；甲亢接受手术治疗的术前准备，通常用 Lugol 液口服。除上述两种情况外，甲亢患者用碘后将会使病情加重，病情反复。常见有心律失常病人服胺碘食物或药物均可增加血浆中碘浓度，最终会促进甲状腺激素的合成与分泌，导致病情反复与发展。

(2) 高能量高蛋白摄入　甲亢因代谢旺盛致体重明显减轻或消瘦，每天要保证供给足够的能量，除每天三餐正餐外，可再增加 2～3 次点心。可选用以碳水化合物为主的淀粉类食物，如馒头、面包、马铃薯等；在副食上可选用各类肉类，如牛肉、猪肉、羊肉、鸡肉、鸭肉、鱼肉等，以保证蛋白质供给，特别是保证优质蛋白的补充。

(3) 合理维生素摄入　维生素供给要坚持全面多样。谷类、乳制品、豆制品和肉制品是 B 族维生素的重要来源，水果和蔬菜是维生素 C 的重要来源，富含维生素 C 的水果有弥猴桃、橙子、芒果、草莓、橘子、西瓜等。富含维生素 C 的蔬菜有芦笋、辣椒、番茄、白菜、芥菜、甜椒等。维生素 D 是钙代谢中最重要的生物调节因素之一，直接影响钙的吸收。钙、磷的合理补充有利于人体正常骨代谢，防止甲亢患者骨质疏松和病理性骨折，老年人甲亢更需要及时补充。

(4) 注意补充矿物质　甲亢患者应选用富含钾的食物如扁豆、蚕豆、黄豆、竹笋、口蘑、白蘑等，女性甲亢患者需要选用富含钙的食物如牛奶、果仁等。甲亢人体血中钡、镁、锰、锌、锑等微量元素明显降低，应适当补充锌、锰等元素，可选用瘦牛肉、牛奶、瘦猪肉、菠菜、绿豆、豆腐等。

(5) 宜选食物　含淀粉类食物如米饭、面条、馒头、粉皮、芋艿、马铃薯、南瓜等；动物食物如牛肉、猪肉、羊肉及鱼虾类；新鲜水果及富含钙、磷的食物如牛奶、果仁、鲜鱼等；低钾时可选用橘子、苹果、番茄和柚子等。

（6）少选或忌选食物　忌选含碘的盐，要购买无碘盐烹饪，如一时购买不到无碘盐，须把盐放在太阳下晒或在油锅中翻炒数次，以减少盐的碘含量。含碘量较高的食物如海带、紫菜、发菜等，中药如牡蛎、昆布、海藻及丹参等。

40. 糖尿病的饮食治疗原则和方法有哪些？

糖尿病是有遗传倾向的内分泌疾病，因胰岛素绝对或相对不足，引起碳水化合物、脂肪及蛋白质等代谢紊乱，特征为血糖过高、糖尿，临床上出现多饮、多尿、多食、疲乏、消瘦等症候群，严重时发生酮症酸中毒，甚至昏迷。常分为三型，即胰岛素依赖型（1 型糖尿病）、非胰岛素依赖型（2 型糖尿病）和其他类型。

糖尿病饮食原则：

（1）能量　合理控制能量是糖尿病营养治疗的首要原则。能量供给根据病情、血糖、尿糖、年龄、性别、身高、体重、劳动强度、活动量大小以及有无并发症确定。儿童、孕妇、乳母、营养不良、消瘦者以及有消耗性疾病的人，应酌情增加，肥胖者应酌减。总能量以维持或略低于理想体重为宜（表 2）。

表 2　成年人糖尿病能量供给量（千焦/千克体重）

体型	极轻体力劳动	轻体力劳动	中等体力劳动	重体力劳动
正常	83.68～104.6	125.52	146.44	167.36
消瘦	125.52	146.44	167.36	188.28～209.2
肥胖	62.76～83.68	83.62～104.6	125.52	188.28

注：50 岁以上患者每增加 10 岁能量减少 10%，活动量极少者可按每天 83.68 千焦/千克体重；消瘦为低于正常体重 20%，肥胖为高于正常体重 20%。

（2）碳水化合物　碳水化合物不宜过高，过高使血糖增高而增加胰岛素负担；也不宜过低，过低容易引起脂肪过度分解，导致酮症酸中毒。通常碳水化合物占总能量55%～65%。一般极轻体力劳动，碳水化合物200～250克/天；轻体力劳动，碳水化合物250～300克/天；中等体力劳动，碳水化合物300～400克/天；个别重体力劳动400～500克/天。

碳水化合物数量虽未严格限制，但质量要求较高。尽量选用食物血糖指数低的食物。荞麦面、莜麦面、二合面（玉米面和黄豆面）、三合面（玉米面、黄豆面和白面）的血糖指数均低于白米、白面，粗粮血糖指数低于细粮。应严格限制蜂蜜、蔗糖、麦芽糖、果糖等纯糖制品，甜点心、水果等尽量不食用。如食用水果，应适当减掉部分主食，最好放在两餐之间。

（3）脂肪　心脑血管疾病及高脂血症是糖尿病的常见并发症，应适当降低脂肪供给量。每天供给植物油20～40克，胆固醇低于300毫克。

（4）蛋白质　糖尿病患者常呈负氮平衡，要适当增加蛋白质供给。成人按1.0～1.5克/千克体重，孕妇、乳母、儿童可增加到1.5～2.0克/千克体重，动物蛋白应占1/3。

（5）维生素　维生素与糖尿病关系密切，尤其是维生素B_1、维生素B_2、维生素C和维生素A等，应引起重视，必要时补充维生素制剂。

（6）矿物质和微量元素　限制钠盐，以防止和减轻高血压、冠心病、高脂血症及肾功能不全等并发症。适当增加钾、镁、钙、铬、锌等元素的补充。

（7）膳食纤维　食物纤维有降低血糖和改善糖耐量的作用，同时还有降血脂、降胆固醇和防止便秘的作用，糖尿病患者每天摄入12～28克食物纤维即可。

（8）酒精　糖尿病患者可饮少量酒补充能量。当然还是以不饮酒为好，长期饮酒可增加或提前发生并发症。

营养治疗措施：

（1）餐次分配　尽可能少量多餐，定时定量，防止一次进食过多，加重胰岛素分泌负担；或一次进食过少，发生低血糖或酮症酸中毒。早、中、晚餐可按 1/5、2/5、2/5 分配或按 30%、40%、30%分配。

（2）计算步骤　糖尿病饮食是称重饮食，计算营养素要认真细致。以 60 千克体重，成年男性糖尿病患者，劳动强度为极轻体力劳动，血糖和尿糖均增高为例：

确定总热量：按标准体重计算，以能量与标准体重相乘，即 30×60=1800 千卡①，约 7531.2 千焦热量。

计算重量：确定产热营养素所占比例，计算其重量。碳水化合物=1 800×55%/4=249 克，蛋白质=1 800×18%/4=82 克，脂肪=1 800×27%/9=54 克。

确定比例：早、中、晚餐按 30%、40%、30%分配。早餐能量为 1 800×30%=640 千卡，早餐碳水化合物 249×30%=74 克，早餐蛋白质为 82×30%=25 克，早餐脂肪 54×30%=16 克，中餐、晚餐能量计算方法同早餐。

配餐步骤：通常先配主食，后配蔬菜，再配荤菜，包括豆制品，最后计算烹调油和调味品。

制定食谱：根据食物品种和数量，按烹调要求定出具体食谱供厨师烹调。

（3）饮食注意事项

称重治疗饮食：除盐不称重外，其他一切食物均应在烹调前将皮、根、骨等不能食用部分去除后称重，加工，然后进行烹调。

禁止加糖：糖尿病饮食烹调原则不加糖，不用糖醋烹调法，

① 卡为非法定计量单位。本书取 1 卡≈4.1840 焦。——编者注

葱、姜等调味品不加限制。

饮食禁忌：禁用含碳水化合物过高的甜食，如葡萄糖、麦芽糖、蜂蜜、甜点心、红糖、冰糖、冰淇淋、甜饮料、糖果、甜饼干、糕点、蜜饯、杏仁茶等含纯糖食品。凡含淀粉高的食物，如甘薯、马铃薯、山芋、芋艿、粉丝等，如需食用，应取代部分主食而使之酌情减量。

不得随意加量：糖尿病患者应按规定数量摄入食品，不得任意添加其他食品。如饥饿难耐，可添加体积大、能量低的食物，如白菜、黄瓜、冬瓜、番茄等。

终身控制饮食：糖尿病需终身饮食治疗，病情稳定后，可根据劳动强度和活动量适当放宽限制，以保证正常工作和活动开展。

限制高脂肪高胆固醇食物：如蛋黄、动物内脏、鱼子、肥肉、猪、牛、羊油等。

限制水果：干果一般不宜食用。

加强锻炼：2型糖尿病患者不宜做中度以上体育锻炼，在做中度以上体育锻炼前，应注意增加少许食物，以免发生低血糖。

增加膳食纤维：在糖尿病饮食中加入粗纤维、果胶麦麸、树胶等。

烹调选用植物油：宜采用豆油、花生油、茶油、菜籽油、玉米油等素油。

41. 如何通过饮食控制高脂血症？

高脂血症是冠心病主要危险因素之一，在饮食治疗时通常分为单纯性三酰甘油增高（A型）、胆固醇增高（B型）、三酰甘油及胆固醇均增高（C型）和预防性（D型）4种类型，各种类型饮食治疗产热营养素的分配比例不同（表3）。

表3　各种类型高脂血症饮食治疗产热营养素分配比例（%）

分型	症状	碳水化合物	蛋白质	脂肪
A型	单纯性三酰甘油增高	50～55	15～20	25～30
B型	胆固醇增高	60	15～20	20～25
C型	三酰甘油及胆固醇均增高	50	20	30
D型	预防性	62	14	24

营养治疗措施：

A型：

①单纯性三酰甘油增高，饮食治疗限制总热量，患者常有超重和肥胖，故先使体重减轻，三酰甘油可随体重减轻而降低。

②碳水化合物占总热量50%左右，不宜吃蔗糖、果糖、水果糖、蜂蜜及含糖点心、罐头及中草药糖浆。

③烹调菜肴及牛奶、豆浆均不加糖。

④限制胆固醇<300毫克/天，每周食鸡蛋3个。

⑤适当补充蛋白质，尤其是豆类及其制品、瘦肉、去皮鸡鸭等。适当进食鱼类。如不控制体重，脂肪不必严格限制。

⑥新鲜蔬菜可增加食物纤维及饱腹感，又可供给足够矿物质和维生素。

B型：

①单纯性高胆固醇血症，限制胆固醇摄入量；轻度增高胆固醇<300毫克/天，中度增高<200毫克/天。

②多食新鲜蔬菜及瓜果类，增加食物纤维，以利胆固醇的排出。

③多食洋葱、大蒜、香菇、木耳、大豆及其制品等，能降低胆固醇的食物。

C型：

①胆固醇及高三酰甘油血症饮食控制能量，使体重降低并维持在标准体重范围内。

②限制胆固醇<200毫克/天，禁食高胆固醇食物。

③控制碳水化合物摄入，忌食蔗糖、果糖、甜点心及蜂蜜等简单糖食品。

④适当增加蛋白质，占总热量 15%～20%，尤其是豆类及其制品。多吃新鲜蔬菜，瓜果，增加食物纤维及多种维生素和矿物质的摄入。

D 型：预防中老年人心血管疾病的饮食。总热量宜随年龄增加而相应减少，碳水化合物占总热量 60%左右，蛋白质占 14%～16%或每天按 1.2 克/千克体重，脂肪 20%～25%。注意饮食平衡及每餐饮食的比例，尤其晚餐不宜过饱。

42. 高血压患者的日常饮食原则与营养治疗措施是什么？

高血压患者适当控制能量及食盐量，降低脂肪和胆固醇的摄入水平，控制体重，防止或纠正肥胖，利尿利钠，调节血容量，保护心、脑、肾血管系统功能。采用低脂低胆固醇、低钠、高维生素、适量蛋白质和能量饮食。

营养治疗措施：

（1）限制总热量　控制体重在标准范围内，肥胖者应节食减肥，体重减轻每周 1.0～1.5 千克为宜，体重每增加 12.5 千克，收缩压可上升 10 毫米汞柱[①]，舒张压升高 7 毫米汞柱。说明体重增加，对高血压治疗大为不利。

（2）适量蛋白质　蛋白质代谢产生的含氮物质可引起血压波动，应限制动物蛋白质，以植物蛋白质为主，蛋白质可按每千克体重每天 1 克供给。

（3）限制脂类　减少脂肪，限制胆固醇，脂肪供给每天 40～50克，除椰子油外，豆油、菜油、花生油、芝麻油、玉米油、红花油等植物油均含维生素 E 和较多亚油酸，对预防血管

① 毫米汞柱为非法定计量单位。1 毫米汞柱≈133.3224 帕。——编者注

破裂有一定作用。同时患有高脂血症和冠心病者，更应限制动物脂肪摄入。如长期食用高胆固醇食物，如动物内脏、脑髓、蛋黄、肥肉、贝类、乌贼鱼、动物脂肪等，有升高血脂之忧，故应少用。

（4）多进食粗粮　进食富含碳水化合物和膳食纤维的粗粮，如糙米、标准粉、玉米、小米等，可促进肠蠕动，加速胆固醇排除，对防治高血压病有利。葡萄糖、果糖及蔗糖等，有升高血脂之忧，故应少用。

（5）矿物质和微量元素　限制钠盐，每天食盐在2～5克为宜。补钾，含钾丰富的食物有龙须菜、豌豆苗、莴苣、芹菜、丝瓜、茄子等。补钙，含钙丰富的食物有黄豆及其制品、葵花籽、核桃、牛奶、花生、鱼、虾、红枣、韭菜、芹菜、蒜苗等。

（6）补充足量维生素C　大剂量维生素C可使胆固醇氧化为胆酸排出体外，改善心脏功能和血液循环。橘子、枣类、番茄、芹菜叶、油菜、小白菜、莴苣叶等食物中均含有丰富的维生素C。多吃新鲜蔬菜和水果，有利于高血压的防治。

（7）节制饮食　定时定量进食，不暴饮暴食，食物种类齐全，清淡饮食有利于高血压防治；油腻食物过量，易消化不良，且可发生猝死。

（8）饮茶戒烟酒　卷烟中尼古丁可导致血压升高，加速动脉粥样硬化形成；长期饮酒，可诱发肝硬化，加速动脉硬化；茶叶中含有多种对防治高血压有效的成分，其中以绿茶最好。总之，应喝茶戒烟，最好忌酒。

（9）食物选择　多吃降压降脂食物，能降压的食物有芹菜、胡萝卜、番茄、黄瓜、木耳、海带、香蕉等。降脂食物有山楂、香菇、大蒜、洋葱、海鱼、绿豆等。此外，草菇、香菇、平菇、蘑菇、黑木耳、银耳等对防治高血压病、脑出血、脑血栓有较好效果。

禁忌食物包括所有过咸及腌制品、哈贝类、虾米、皮蛋，含钠高的绿叶蔬菜等，烟、酒、浓茶、咖啡以及辛辣刺激性食品均在禁忌之列。

（10）饮食制度　宜少量多餐，每天4～5餐为宜，避免过饱。

（11）注意营养素与药物相互作用　高血压病常用单胺氧化酶抑制剂（如优降宁）等治疗，用药期间患者不宜食用高酪胺食物，如扁豆、蘑菇、腌肉、腌鱼、干酪、酸牛奶、香蕉、葡萄干、啤酒、红葡萄酒等食物。另外，降压期间，不宜服用天然甘草或含甘草的药物，如甘链片，因甘草酸可引起低钾血症和钠潴留。服利尿剂时易引起电解质紊乱，应注意调整食物中钠、钾、镁含量。茶叶易和药物结合沉淀，降低药物疗效，故服用降压药时忌用茶水送服。

43. 冠心病患者日常饮食应注意哪些方面？

冠心病患者应减少饮食能量，控制体重，减少脂肪总量及饱和脂肪酸和胆固醇的摄入量，增加多不饱和脂肪酸，限制单糖和双糖摄入量，供给适量的矿物质及维生素。

营养治疗措施：

（1）适量能量　以维持理想体重为宜，若超重，应减少能量的供给；切忌暴饮暴食，避免过饱，最好少量多餐，每天4～5餐。

（2）控制脂肪　脂肪的数量和质量都很重要。通常每天的摄入量应占总热量的30％以下。适当增加多不饱和脂肪酸的供给，减少饱和脂肪酸的摄入。

（3）限制胆固醇　作为预防饮食，应限制在每天300毫克以下；治疗饮食低于200毫克以下。禁用含胆固醇高的食物。

（4）碳水化合物适量　碳水化合物根据我国人的习惯应占总能量的60％左右，并以复合碳水化合物为主，简单糖应限制，尤其是合并有肥胖或高脂血症的患者更应注意，肥胖者应限制主食，可吃些粗粮、蔬菜、水果等含纤维素高的食物，对防治高脂血症、糖尿病均有益。应限制含单糖和双糖高的食品。

（5）适量蛋白质　蛋白质需要量与健康人相同，即占总热量的10%～14%。尽量多用黄豆及其制品，如豆腐、豆干等，其他如绿豆、赤豆也很好。因豆类含植物固醇较多，有利于胆酸排出，胆固醇合成量减少。鱼类中河鱼或海鱼大部分含胆固醇较低，如青鱼、草鱼、黄鱼、鲤鱼、甲鱼、鲳鱼、带鱼等，每百克鱼肉胆固醇含量都小于100毫克，鱼油脂肪在防治冠心病中有重要价值。牛奶含抑制胆固醇合成因子，牛奶中脂肪和胆固醇使人担忧，但一瓶牛奶仅含脂肪9克，胆固醇30毫克，故冠心病患者不必禁牛奶。鸡蛋对冠心病的影响主要是蛋黄中的胆固醇，一个鸡蛋约含300毫克胆固醇，健康人每天吃一个鸡蛋不影响血胆固醇。事实上吃适量鸡蛋有益无害，但不宜多吃。

（6）充足的矿物质和维生素　因限制钠盐，对合并有高血压或有家族性高血压史的患者尤应注意。多食用新鲜绿叶蔬菜，深色蔬菜富含维生素C和胡萝卜素。

（7）食物选择　可用食物如粮食类、豆类及其制品、蔬菜、水果、酸牛奶、脱脂牛奶、鸡蛋清、鱼、去皮鸡肉、小牛肉、野禽及猪瘦肉；鲜蘑菇、香菇、豆浆、豆制品、赤豆、绿豆、豌豆、毛豆、菜豆、黄花鱼、大蒜、大葱、韭菜、海带、芹菜、茄子、黑木耳、核桃仁、芝麻等均有降脂作用。限制食物如去掉可见脂肪的牛羊肉、火腿、贝类（不包括小虾）、蛋黄。禁用食物包括含动物脂肪高的食物，如肥猪肉、肥羊肉、肥鹅、肥鸭、剁碎的肉馅；高胆固醇食物，如猪皮、猪爪、带皮蹄膀、肝、肾、肺、脑、鱼子、蟹黄、全脂奶油、腊肠；高能量及高碳水化合物食物，如冰淇淋、巧克力、蔗糖、油酥甜点心、蜂蜜、各种水果糖等，均为体积小产能高的食物；刺激性食物，如辣椒、芥末、胡椒、咖喱、大量酒、浓咖啡等。

44. 如何通过饮食减少痛风发作？

痛风是长期嘌呤代谢异常，血尿酸增高引起组织损伤的一组疾病。营养治疗是通过限制嘌呤食物，采取适当能量、限制脂肪和蛋白质饮食，供应充足水分，禁酒，以减少外源性核蛋白，降低血清尿酸水平并增加尿酸的排出，防治痛风急性发作，减少药物用量。

（1）限制总热量，减少碳水化合物摄入　为保持理想体重，每日热量摄入根据标准体重、工作性质应取低值或按正常供能结果减去 10%～15%，要适当限制高糖饮食。

（2）限制蛋白质，低脂肪饮食　限制蛋白质摄入，能减少嘌呤的摄入量。因鸡蛋和牛奶不含核蛋白，应该是痛风患者首选补充蛋白质的理想食物。蛋白质摄入量可酌情减少。在痛风性肾病，因尿蛋白丢失使人体内的蛋白质减少，应给予适当补充，而在出现氮质血症，肾功能不全时应科学限制蛋白质摄入量。低脂肪饮食是指每日脂肪限制在 40～50 克，高脂肪饮食会减少尿酸排泄而导致血尿酸增高。

（3）严格限制嘌呤饮食　表 4 介绍了不同嘌呤含量的各类食物，可供参考。

表 4　不同嘌呤含量的各类食物

1. 嘌呤含量很少或不含嘌呤食品

（1）谷类：精白米、富强粉、玉米、精白面包、馒头、面条、通心粉

（2）蔬菜类：卷心菜、胡萝卜、芹菜、黄瓜、茄子、莴苣、甘蓝、刀豆、南瓜、西葫芦、番茄、萝卜、厚皮菜、山芋、马铃薯、泡菜、咸菜、卷心菜

（3）各种蛋类

（4）乳类：鲜奶、炼乳、奶酪、麦乳精；各种水果及干果类、糖和糖果；各种饮料包括汽水、茶、巧克力、咖啡、可可等；各种油脂，其他如花生酱、洋菜冻、果酱等

2. 嘌呤含量较少的食品

芦笋、菜花、四季豆、青豆、豌豆、菜豆、菠菜、蘑菇、麦片、青鱼、金枪鱼、白鱼、龙虾蟹、牡蛎、鸡、火腿、羊肉、牛肉汤、麦麸、面包等

3. 嘌呤含量较高的食品

扁豆、鲤鱼、鳕鱼、大比目鱼、鲈鱼、贝壳类水产、熏火腿、猪肉、牛肉、牛舌、小牛肉、鸡汤、鸭、鹅、鸽子、鹌鹑、野鸡、兔肉、羊肉、鹿肉、肉汤、肝脏、火鸡、鳗及鳝鱼

4. 嘌呤含量特高的食品

胰脏、凤尾鱼、沙丁鱼、牛肝、牛肾、脑子、肉汁、卤肉

（4）多饮水，忌饮酒　痛风患者应坚持多饮开水或茶水，每天约 2 000～3 000 毫升，有利于尿酸排出。同时，忌饮酒，因饮酒后体内的乳酸会增加，乳酸与尿酸呈竞争性排泄，从而使尿酸排泄减少，血尿酸增高，诱发痛风急性发作。

（5）多吃新鲜蔬菜和水果　新鲜蔬菜和水果类成碱性食物，摄入后可调节人体酸碱性，促使尿液保持碱性，增加尿酸的溶解度，有利于尿酸排泄，避免结石形成。

45. 什么是肥胖？有哪些饮食治疗方法？

肥胖症是指体内脂肪堆积过多，体重增加，体重超过理想体重的 20%或体质指数（BMI）≥25。无明显病因者称单纯性肥胖，有明显病因者称继发性肥胖。

理想体重可按公式计算：

理想体重（千克）=[身高（厘米）－105)×0.9（男性）

或

理想体重（千克）=[身高（厘米）－100]×0.85（女性）

体质指数=体重（千克）/身高（米）^{2}

肥胖症的治疗应采取综合治疗，营养治疗应位于综合治疗之首。只有长期坚持正确、科学且全面的营养治疗，改变不良的生活方式与生活习惯，做好平衡膳食，在此基础上增加适度运动，才能真正达到治疗的目的。

（1）控制能量供应　能量的控制不仅要科学而且因人而异。目前有减食疗法，即低能量饮食；半饥饿疗法，即超低能量饮食；还有断食和绝食疗法。根据不同个体和病情，可以设计阶段性能量限制。膳食能量必须低于人体的消耗能量，即低能膳。成年肥胖者，每日以负能 605～1 046 千焦来制定每日三餐的供能量，每月稳步减肥 0.5～1.0 千克；对于中年以上的肥胖者，每日负能 2 309.57～4 619.14 千焦为宜，每周减肥 0.5～1.0 千克。

每日的膳食供能量至少应为 4 196.55 千焦，这是最低安全水平。

（2）限制提供碳水化合物　因碳水化合物饱腹感低，易引起食欲增加。尤其是单糖类食品，因其消化吸收快，易使人体对糖负荷增加，反馈性使胰岛素增加，故要适当限制。肥胖症每日碳水化合物供能宜占总能量的 40%～50%，对于重度肥胖症，短期内碳水化合物应占总能量的 20%，还应坚持以低血糖指数的食物为主。

（3）保证蛋白质摄入　采用低能膳食中度以上肥胖者，蛋白质供给应控制在总能量的 20%～30%。要保证优质蛋白质供给如瘦肉类、鱼类、禽类等。在严格限制膳食能量供给的情况下，蛋白质的过度供给将是肝、肾功能的营养风险。提示低能膳食中蛋白质的供给量不可过高。

（4）严格限制脂肪的供给　脂肪日供应量宜控制在总能量的 20%～30%，尤其要控制动物脂肪中饱和脂肪酸，胆固醇每日应低于 300 毫克。

（5）补充维生素和矿物质　因低能膳食会引起某些维生素和微量元素的缺乏。肥胖症因多数合并有高血压、高脂血症或冠心病，故应结合患者具体的病情，针对性补充所需的维生素，常见的是维生素 B_1、维生素 B_2 和维生素 C，微量元素如钾、钙、钠、锌等。

（6）宜选食物　低血糖指数的谷类食物如各种麦类食物；大豆及其制品、低脂牛奶；各类蔬菜与瓜果。各类畜禽类瘦肉、鱼虾类，但要限量选用。

（7）少用或忌用食物　严格限制零食，少选糖果、糕点和酒类，特别应限制低分子糖类食品如蔗糖、麦芽糖、蜜饯等及富含饱和脂肪酸的食物，如肥肉、猪油、牛油、鸡油、动物内脏等。

46. 如何通过饮食减轻骨质疏松?

骨质疏松是由各种原因引起的生理性或病理性骨矿物质丢

失，导致机械性骨功能不全或骨折危险性增加的疼痛综合征。骨质疏松症与营养素，特别是钙、磷、蛋白质、维生素 D 有密切关系。合理的膳食补充蛋白质、钙、磷、维生素 D 和重视日光浴，可以减少骨质疏松症及其并发症的发生。

（1）保证钙的正常摄入　我国推荐钙每日的摄入量为成人 800 毫克，儿童 600～1 000 毫克，孕妇与乳母 1 000～1 200 毫克，老年人 1 200 毫克。膳食补钙是要多选富含钙的食物，如牛奶、虾皮、芝麻、海带、虾类等。在膳食补钙不足的情况下，应选钙剂补充，以碳酸钙或枸橼酸钙为好，因其元素钙含量较高，分别占 40％和 27％。

（2）维生素充足摄入　维生素 D 摄入有利于钙的吸收，平时注重膳食中维生素 D 的摄入。富含维生素 D 的食物有鲱鱼、鲑鱼、沙丁鱼、小虾及动物肝脏等。鱼肝油维生素 D 含量最高，鸡蛋、小牛肉、牛排、黄油和植物油也含有少量维生素 D。人工强化维生素 D 食品有牛奶、巧克力等。对于特殊人群，如孕妇、乳母、儿童、青少年及老年人，必要时可补充维生素 D 制剂。此外，预防骨质疏松症要重视日光浴，老年人要主动接受阳光，这是维生素 D 最经济、有效的方法。

维生素 C 的摄入与骨质疏松的预防也有一定关系。维生素 C 是骨基质羟脯氨基酸合成不可缺少的成分。维生素 C 缺乏时，骨基质合成减少，所以应保证维生素 C 的供给。

（3）磷的适量摄入　含磷丰富的食物有豆类、瓜子仁、花生仁及茶叶等，血磷浓度易受年龄、膳食及代谢的影响，稳定性较差。

（4）宜选用食物　富含钙的食物如鱼、虾、蟹、虾皮、奶及奶制品等，富含维生素 D 的食物如沙丁鱼、鲑鱼、青鱼、牛奶、鸡蛋等，可选用鱼肝油制剂与膳食补充剂。

（5）少用或忌用食物　忌高磷酸盐添加剂与动物肝等，因其含磷量高于钙的 20～50 倍，不利于钙的吸收。

47. 急性肠道传染病患者的饮食应注意哪些问题?

肠道传染病是指病原体经口侵入肠道并能有粪便排出病原体的传染病。临床上常见的急性肠道传染病包括霍乱、细菌性痢疾、细菌性食物中毒、病毒感染性腹泻、伤寒、副伤寒、阿米巴病等。主要经粪口传播，临床表现以胃肠道症状为主，重症可出现肠出血、肠穿孔、腹膜炎、急性肾衰竭、外周循环衰竭等严重并发症。应根据病原体进行针对性治疗，同时选择合适途径提供营养支持，补充必要的能量和营养素，改善营养不良状况，尽快恢复肠道功能。纠正水、电解质和酸碱平衡紊乱。

（1）流质或半流质营养丰富的饮食　以营养丰富、清淡易消化的流质或无渣半流质饮食为主，少量多餐。退热后，饮食仍应从流质饮食、半流质饮食、软食依次逐步过渡到普食。疾病恢复期，尽管发热、腹泻等临床症状可能已经消失，仍需控制脂肪与膳食纤维的摄入，普食也应清淡、细软、易消化。疾病各阶段食物中均应含足量的碳水化合物、蛋白质和各种维生素。合并中毒性心肌炎者可使用高渗葡萄糖、维生素 B_1 保护心肌，肠出血者可静脉滴注维生素K、维生素C。

（2）维持水、电解质和酸碱平衡　能进食者给予口服补液；合并代谢性酸中毒者，可增加果汁、菜汁的摄入量，以调节体液的酸碱性；剧烈呕吐不能进食、腹泻频繁、脱水严重甚至休克者，给予葡萄糖生理盐水静脉滴注，以维持水、电解质和酸碱平衡。腹泻丢失大量钾盐，应监测血钾，低血钾者应口服或静脉补钾，但应注意宜在尿量每小时大于30毫升之后进行。

（3）必要时给予胃肠外营养治疗　胃肠外营养治疗时受损的肠道处于休息状态，有利于肠黏膜修复，尽早恢复胃肠道功能。胃肠外营养应在7～10天终止，以免出现并发症。肠出血、肠穿孔者应予禁食，使用胃管进行胃肠减压。

（4）宜选食物　营养丰富、细软、易消化的食物。流质如米汤、少油的肉汤、蛋花汤、菜汤和富含维生素的果汁如番茄汁、橘子汁等，半流质如米粥、麦片粥、藕粉、馄饨、面条、鸡蛋羹等。根据病情逐步过渡到软食和普食，恢复期食物宜多样化、瘦猪肉、鸡、鸭、鱼等都可食用。

（5）少选或忌选食物　腹泻时忌食生冷、油腻及刺激性强的食物如生冷瓜果、凉拌菜、肥肉、高脂点心、辣椒、烈酒、芥末等，少食可诱发肠出血和肠穿孔的高膳食纤维食物如韭菜、芹菜等和坚硬、容易产气的食物；腹胀时少食豆奶、牛奶、红薯、萝卜、蔗糖等容易产气的食物。

48. 如何改善手术前的营养状况？

术前应尽量改善患者的血红蛋白、血清总蛋白及其他各项营养指标，最大限度提高手术耐受力；改善患者营养状况的方式依病情而定，尽量采取肠内营养；严重营养不良且伴有消化吸收功能障碍者，可选用要素制剂，同时或采用肠外营养。对于没有足够时间纠正营养不良的限期手术患者，可选用肠外营养途径，必要时采用人血制品、新鲜全血或血浆，以迅速改善其营养状态。对于急诊手术的患者，应做中心静脉置管，以利于在术中和术后进行营养支持和生命体征监测。

营养治疗的方法：

（1）能量及其来源　一般住院治疗患者，如果仅在病床周边活动，供给能量只需增加基础代谢的10%左右；能进行室内外活动的患者，则要增加基础代谢的20%～25%。对于发热患者可按体温每升高1℃增加基础代谢的13%计算，患者明显消瘦时，若病情允许则宜在体重接近正常后再手术。

手术前患者每日能量供给量在8 368～12 552千焦之间，碳水化合物应作为主要能量来源，供给量应占总能量的60%。脂肪供给量一般低于正常人，可占全天能量的 15%～20%。蛋白质必须供应充足，应按每日总能量的 15%～20%计算，其中 50%以上为优质蛋白。

（2）补充维生素　一般手术前 7～10 天开始，每天供给维生素 C100 毫克、胡萝卜素 3 毫克、维生素 $B_1$5 毫克、维生素 P50 毫克、维生素 $B_6$6 毫克，对有出血或凝血机制障碍者需补充维生素 K15 毫克。

（3）治疗合并者　患有贫血、低蛋白血症及腹水者，除输注全血、血浆和白蛋白外，还应通过膳食补充足够蛋白质和能量；高血压患者，接受药物治疗的同时给予低盐饮食；糖尿病患者，必须按糖尿病要求供给膳食，规范药物治疗，使血糖接近正常水平，预防术后伤口感染及其他并发症；肝功能不全的患者，依据病情给予高蛋白、高能量、低脂肪膳食，并充分补充维生素；肾功能不全患者，依照病情给予高能量、低蛋白、低盐或低钠饮食。

49. 如何保证手术后的营养支持？

外科手术对机体是一种创伤，其损伤程度与手术大小、部位深浅及患者身体素质有关。一般手术都有失血。术后有发热、感染、代谢紊乱、食欲减退、消化吸收功能下降、大便干燥等症状；有些还可能发生严重并发症，较大手术后出现肠麻痹、腹胀及肾功能障碍。因术中失血和创面渗出，蛋白质丢失及术后分解代谢增加，常有负氮平衡。

手术后的营养需要包括：

（1）能量　病人能量供给包括基础代谢、活动消耗能量及疾病应急时的能量消耗。计算公式：全天能量消耗＝BEE×活动系数×应急系数。

BEE：基础代谢能量；

活动系数：卧床 1.2，轻度活动 1.3，中度活动 1.5，恢复期或激烈活动 1.75 以上。

应急系数：外科手术，小型 1.0～1.1，大型 1.1～1.2；感染或应激：轻度 1.0～1.2，中度 1.2～1.4，重度 1.4～1.8；骨折 1.2～1.35，癌症 1.10～1.45；多发性创伤 1.6；颅脑损伤（用激素治疗）1.6；挤压伤、钝器伤 1.15～1.35；烧伤达体表面积 20%为 1.0～1.50，20%～40%为 1.85～2.00。

（2）碳水化合物　体内某些组织如红细胞，周围神经及创伤愈合所必需的成纤维细胞和吞噬细胞，均利用葡萄糖作为主要能量来源，碳水化合物供给占总能量 60%～70%。因此，术后患者应补充足够碳水化合物，碳水化合物易消化吸收，对术后消化功能欠佳者尤为适宜。

（3）脂肪　饮食中提供的脂肪应占总能量 20%～40%为宜。但胃肠功能不好及肝胆胰脏疾病时，摄入量应降低，应结合病情而定。

（4）蛋白质　蛋白质是创伤修补和更新的组织原料。术后患者应给高蛋白饮食，以每大 150 克左右为宜，并注意蛋白质的质和量，多供给优质蛋白质。

（5）维生素　维生素与创伤、烧伤及术后愈合有密切关系。一般认为术前缺乏症，应立即补充。本来营养状况良好的患者，术后脂溶性维生素供给无需太多，水溶性维生素则以正常需要量 2～3 倍较为合适。术后每天需供给维生素 B_1 20～40 毫克、B_2 20～40毫克、B_6 20～50 毫克、B_{12} 20.5 毫克、维生素 C1～2 克。

（6）矿物质　创伤或术后随着尿氮丢失，一些元素的排出量增加，排出多少及持续时间长短，随创伤严重程度而异。术后及康复期应注意适当补充。应特别注意钾的补充，因为缺钾常见于慢性消耗性疾病，营养不良及长期负氮平衡和胃肠液丢失者，应结合血生化测定进行补充。

50. 烧伤患者的营养方案及注意事项有哪些？

烧伤临床过程一般分为三期，即休克期、感染期和康复期。烧伤后机体组织分解代谢升高，能量消耗增加，各种营养物质丢失，可持续数周，若并发感染，能量消耗将进一步增加。烧伤患者及时合理地补充营养物质，有利于降低代谢消耗，维护脏器功能，增强免疫机制，预防和控制感染，促进创面愈合。

（1）烧伤的营养方案及注意事项

①膳食必须考虑病情和病程：对于＞40％体表面积的深度烧伤，一般在第 1～2 天需禁食。2～3 天后多数患者胃肠蠕动开始恢复，可逐渐进食，用量应由少到多。在烧伤早期给予少量多次流质饮食，能刺激胃肠黏膜，预防应激性溃疡，减少肠道细菌感染所致的肠源性感染的发生，应尽早给患者口服或管饲膳食。

②食物选择应结合病情：结合患者食欲和消化情况，采取由少到多，逐渐增加用量和品种，随时调整膳食计划。若患者食欲差，但无消化吸收功能障碍，可同时采用鼻饲和口服。如极度厌食，且消化功能下降时，则不宜过分强调补充能量，以防止腹泻和胃潴留等并发症。

③注意烧伤部位：头面部无烧伤的患者应尽量鼓励其自行进食；不能经口进食的，可给予鼻饲膳食。

④参考患者的饮食习惯：尽量选择营养价值高、质量好、体积小、易于消化吸收的食物。

⑤注意餐次安排与用量：尽量采用少量多餐，每天 6～8 餐，甚至 10 餐，使患者胃肠能容纳又不过饱。

⑥定期检查患者的营养状况：检测指标包括体重、血清白蛋白和氮平衡等。当实际体重较烧伤前减轻超过 10％～15％时，表示营养摄入不足，应加强营养支持。血清白蛋白可迅速反映机体蛋白的变化，并与氮平衡的变化一致。

（2）补充营养的途径

①肠内营养：轻、中度面积烧伤患者大多可以通过胃肠道营养满足需要，大面积烧伤患者也应尽早给予肠内营养。主要途径有经口营养和管饲营养。

②肠外营养：包括完全胃肠外营养和周围静脉营养。

（3）肠内营养的食物选择

①休克期：病程1～2天，不宜经肠摄入过多食物，应以静脉营养为主。肠内营养主要补充多种维生素和矿物质，可少量供给米汤、牛奶、梨汁、西瓜汁和维生素饮料等。

②感染期：一般烧伤2天后，此期应供给富含维生素膳食，并逐渐增加蛋白质和能量食物，借以纠正负氮平衡。早期仍以肠外营养为主，适当辅以肠内营养。胃肠功能基本恢复后，可逐渐由肠外营养向肠内营养过度，供给半流质或软食，包括各种粥、面条、鱼、虾、牛奶、鸡蛋、新鲜蔬菜与水果。

③康复期：此期应全面加强营养，给予高蛋白、高能量、丰富维生素和多种矿物质的平衡膳食，以增强机体抵抗力，促进机体快速修复，可选用各种面条、米饭、鱼、虾、畜禽肉类、奶类、新鲜水果和蔬菜等。

51. 怎样对恶性肿瘤化疗患者进行营养支持？

恶性肿瘤患者对化疗的耐受性差，恶心、呕吐等副作用更降低了化疗的依从性。放、化疗患者每天能量至少应达到10 460～12 552千焦，蛋白质不低于100克，若胃肠适应状况良好，应逐渐增加肠内营养、减少肠外营养用量。经口进食患者饮食应注意以下几点：

（1）清淡少油的厚流质或半流质　新鲜蔬菜和水果含有丰富的维生素和矿物质，尤其是维生素C具有抗氧化作用。宜多选用如下蔬菜和水果，如甘蓝、菜花、萝卜、胡萝卜、苦菜、洋葱、番茄、苦瓜、芹菜、大蒜、姜等，以及无花果、大枣、柑橘、酸梅、桂圆等。胃癌化疗期间宜多吃新鲜葡萄，以减轻化疗药物带来的副作用。

（2）多选用海产品、粗粮、菌类和牛奶等　平时多选沙丁鱼、鲨鱼、鲍鱼、海参、鱼油等海产品；粗制面粉、玉米、小米、麦片、荞麦片、黑米等粮食类；香菇、蘑菇、银耳、木耳，牛奶、酸奶以及日常不可缺少的水，对于预防胃肠道肿瘤有重要作用。

（3）保持良好的膳食心理　做好平衡膳食，进食切忌过快，食物不宜过烫、过硬、刺激性过强，饮食应有节制、饥饱适度，切忌暴饮暴食和不规律进食。保持乐观心情，调整膳食心态。

（4）避免不健康食品　不吃霉变食物，不饮酒，因其均可能诱发消化道肿瘤，应尽量远离。少吃腌制、烟熏、煎烤的食物以及含硝酸盐和亚硝酸盐多的食品，如咸鱼、酸菜、香肠、烤肉等。不酗酒、少喝酒精饮料。

（5）适当减少膳食中脂肪　要限制饱和脂肪酸的摄入，饮食中的油脂可促进癌细胞生长，还可使正常细胞发生早期变异，进而演变成肿瘤。高脂肪膳食与结肠癌和直肠癌的关系尤其密切。

（6）饮食中应富含谷氨酰胺　谷氨酰胺可刺激B细胞和T细胞功能，改善机体免疫，诱发肿瘤凋亡，同时刺激小肠上皮摄取谷氨酰胺而改善肝功能。

52. 怎样对恶性肿瘤放疗患者进行营养支持？

放疗患者体内正常细胞已被破坏，消化道吸收减少，易出现一系列临床症状，给予细软、易吞咽、好消化、清淡、少油、高能量的厚流质或半流质，或食用对局部无刺激性的饮食，如藕粉冲鸡蛋、牛奶冲米粉、鱼羹、挂面汤、银耳冰糖粥以及西瓜汁、黄瓜汁、绿豆汤、红豆汤等。同时，注意补充微量元素，脂溶性维生素可以减轻患者放疗的不良反应，也可以满足治疗期间对于维生素的需求，但它可能会降低放疗的疗效，需临床关注。

为增强食欲，可加用少量食盐缓解口中乏味感；忌食辛辣、刺激性食品，多选用肉末、菜泥、水果汁等。头颈部放疗患者可采用汤水较多、细软食物，多选用高能量、高蛋白饮食以补充损耗的能量，并多选用鱼肉、瘦肉、鸡蛋、豆腐等优质蛋白质。

53. 食品常见污染物及危害有哪些?

食品生物性污染物、化学性污染物和物理性污染物，常见的有：

（1）黄曲霉毒素　黄曲霉毒素是黄曲霉菌、寄生曲霉菌等霉菌的代谢产物，目前分离了 20 多种，其中以黄曲霉菌 B_1 毒性最强。主要污染食品：花生、花生油和玉米。大米、小麦、面粉污染较轻，豆类很少受到污染。

毒性：造成肝脏损害，引起肝炎、肝硬化和肝坏死，诱发肝癌能力最强。

预防：防止食品发霉和去除霉变毒素。

（2）农药　农药有包括有机磷、氨基甲酸酯、拟除虫菊酯、有机氯、有机砷、有机汞等。使用最多的为有机磷农药，如甲胺磷、乐果、敌敌畏、敌百虫、一〇五九、一六〇五等。

有机磷农药为神经毒，导致急性中毒多见。

有机氯农药慢性中毒表现为肝脏病变、血液与神经系统损害，还可以对人体和动物的内分泌系统、免疫系统、生殖功能产生影响。二溴乙烷对人、畜有致畸、致突变作用。杀虫脒对人有潜在致癌威胁，对动物有致癌作用。

（3）N-亚硝基化合物　N-亚硝基化合物主要有亚硝胺，目前发现 N-亚硝基化合物含量较多的食品有烟熏鱼、腌制鱼、腊肉、火腿、腌酸菜、啤酒及不新鲜的蔬菜等。此外，机体内也能合成一定量的亚硝基化合物，胃可能是人体合成亚硝胺的主要场所。

危害：N-亚硝基化合物能诱发多种动物肿瘤，有证据表明人类某些肿瘤可能与亚硝胺有关，如胃癌、食管癌、结直肠癌、膀胱癌及肝癌。

（4）多环芳烃类化合物　多环芳烃的苯并（a）芘是第一个被发现的环境致癌物，而且致癌性很强。食品中的污染来源有：高温烹调加工时，食品发生热解或热聚合反应生成；煤、炭和植物燃料烘烤或熏制食品直接污染；土壤、水和大气中的多环芳烃直接污染食品；食品加工、贮存中被机油、沥青和包装材料污染。植物和微生物合成微量多环芳烃。

危害：多环芳烃对动物有致癌性、致突变性和生殖毒性。对人类主要是呼吸道和皮肤，可引起日光性皮炎、痤疮型皮炎、毛囊炎及皮肤癌、肺癌和胃癌等。

（5）有毒金属　主要是指汞、镉、砷、铅等，食品中有毒金属一部分来自农作物对金属元素的生物富集作用；另一部分则来自于环境污染及食品生产、加工、贮藏、运输过程中的污染。

铅中毒：可造成消化、神经、造血、免疫和生殖等多系统急性或慢性毒性损害。

汞中毒：食物中的金属汞不易被人体吸收，但环境中的微生物可使低毒无机汞转变成毒性高和易吸收的甲基汞，受汞污染的环境中鱼贝类含甲基汞较多，长期食用可导致慢性甲基汞中毒，表现为神经系统损害，如水俣病。甲基汞还有致畸和胚胎毒性。

镉中毒：急性镉中毒有恶心、呕吐、腹痛、腹泻，继而引发中枢性神经中毒症状。慢性中毒主要损害肾脏、骨骼和生殖系统，如疼痛病。镉还有致畸、致癌和致突变作用。

（6）吊白块　化学名称为甲醛次硫酸，有漂白作用，工业上用作漂白剂。由于吊白块对食品的漂白、防腐效果明显，可改变食品的感官性状（增白、爽口），增加韧性和延长保鲜时间，常被不良商家掺入食品中使用。吊白块在食品加工过程中分解产生甲醛，是细胞原浆毒，能使蛋白质凝固，摄入 10 克即可致人死亡。长期食用吊白块漂白的食品可造成机体肺、肝、肾等的损害，同时影响中枢神经系统，导致失眠和生物节律紊乱，引起四肢麻木或震颤，甚至有致癌、致畸和致突变作用。

54. 有哪些常见人畜共患传染病及寄生虫病？

（1）炭疽、鼻疽　炭疽是由炭疽杆菌引起的动物源性烈性传染病。主要传染草食动物（羊、牛、马），其次是猪和犬，人因接触病畜及其产品或食用病畜的肉、奶而被感染，炭疽芽胞可经呼吸道吸入而感染人。

预防措施：一是管理传染源。病人应隔离治疗至创口愈合、痂皮脱落或症状消失，分泌物或排泄物培养两次阴性（相隔 5 天）为止；对病人的用具、被服、分泌物、排泄物及病人用过的敷料等均应严格消毒或焚烧，尸体火化；对可疑病畜、死畜同样处理，禁止食用或剥皮。二是切断传播途径。对可疑污染的皮毛原料应消毒后再加工；牲畜收购、调运、屠宰加工要有兽医检疫；防止水源污染，加强饮食、饮水监督。三是保护易感者。对从事畜牧业与畜产品收购、加工、屠宰业及兽医等工作人员，可接种炭疽疫苗。

（2）口蹄疫　口蹄疫是由口蹄疫病毒引起的偶蹄动物的一种急性、接触性传染病。人类对口蹄疫有易感性，可因接触患病的牛、羊、猪等家畜及污染后的毛皮或食用病畜肉、奶而感染。儿童感染病例多于成年人，患病后可获得持久的免疫力。

临床表现：潜伏期 1 周左右，常突然发病，体温升高 39℃以上，头痛、精神不振、呕吐等。2～3 天后，口干舌燥，唇、齿、舌、咽等出现水泡，面颊潮红，手指尖、指甲根部、手掌、足趾、鼻翼和面部等出现水泡，一般病程不超过一周，预后良好。

预防措施：隔离病畜，迅速报告疫情；做好个人卫生防护，注意饮食卫生，接触病畜时严加个人防护，接触过病畜的用具、衣物应严格消毒。

（3）猪囊尾蚴病　猪囊尾蚴病又称猪囊虫病，有囊虫的猪肉称为米猪肉或称痘猪肉。当人吃了有尾蚴的肉后，囊尾蚴在人体肠道内发育为成虫并长期寄生在肠道内，引起人体绦虫病。囊虫还可以寄生在人体皮下、肌肉、脑、眼等处，囊虫寄生的部位不同，产生的症状也不同。

预防措施：对患者进行驱虫治疗，并加强粪便管理，控制人畜相互感染；加强肉品的检验与管理，病畜肉按照规定进行无害化处理或销毁，禁止贩卖痘猪肉；肉类食用前充分加热，烹调时防止交叉感染；生吃瓜果蔬菜要清洗消毒，以免误食虫卵。

（4）广州管圆线虫病　广州管圆线虫在人体的脑脊液中，引起头痛、头晕、发热、颈部僵硬、面神经瘫痪等症状。潜伏期为3～36天。经口感染是广州管圆线虫病的主要感染途径，人食用生的或加热不彻底的含感染期幼虫的褐云玛瑙螺、福寿螺等广州管圆线虫中间宿主后，就可能感染广州管圆线虫病；进食未加热熟透或生的含感染期幼虫的蛙、蟹、虾、鱼、猪肉以及被污染的水、蔬菜等食物，也可能被感染。因此，主要的预防措施是不吃生的或半生的中间宿主（螺类），不吃生菜，不喝生水。其幼虫也可经皮肤侵入机体，故应防止在加工螺类的过程中受到感染。

（5）旋毛虫病　旋毛虫是一种很小的线虫，幼虫寄生在宿主的横纹肌肉（膈肌、肋间肌、咬肌等），卷曲，外有一层包囊，呈柠檬状。猪、狗、野生动物都能感染旋毛虫病，人食入患有旋毛虫病的未经烧熟的动物肉品也能感染。潜伏期一般为5～15天；有头痛、头晕、腹痛、腹泻、发热等状况；肌肉酸痛，以腓肠肌为甚；眼睑和下肢水肿；重者出现呼吸、咀嚼及语言障碍，皮肤触痛较重，甚至出现昏迷、抽搐等状况。

预防措施：加强对易感动物肉品的旋毛虫检验，严禁销售未经检疫或检疫不合格的肉类；广泛开展宣传教育，改变生吃猪肉、狗肉和其他野生动物的习惯，烹调时煮熟炒透，炊具、食具、容器生熟分开；改变养猪方法，提倡圈养，预防猪感染。

55. 如何对常见食物中毒进行处理？

食物中毒分为细菌性食物中毒、真菌及其毒素食物中毒、动物性食物中毒、有毒植物中毒和化学性食物中毒五类，其中细菌性食物中毒最常见。

（1）沙门氏菌食物中毒

中毒食品：主要是动物性食品，特别是肉类及其制品，其次为禽肉、蛋类、奶类及其制品，由植物性食品引起的很少见。

临床表现：潜伏期一般为 4～48 小时，主要表现为头痛、恶心、食欲减退、呕吐、腹痛、腹泻和发热。腹泻一日可数次至十余次，为黄色或黄绿色水样便，有恶臭，有时有黏液、脓血。体温高达 38～40℃，病程 3～4 天，严重者可引起痉挛、脱水、休克等。

治疗与预防：对症治疗，及时纠正水、电解质紊乱，重症可用抗生素。预防措施主要为防止污染、控制细菌繁殖、食前彻底加热。

（2）副溶血性弧菌食物中毒

中毒食品：海产品，以带鱼、墨鱼、虾、蟹、贝和海蜇较为多见。其次为直接或间接被本菌污染的其他食品，如盐渍和腌制品。

临床表现：潜伏期 14～20 小时。发病初期上腹部疼痛或胃痉挛，继之出现恶心、呕吐、腹泻和发热等症状。发病 5～6 小时后腹痛加剧，以脐部阵发性绞痛为特点，腹泻一日数次至二十余次，多为水样便，重者黏液或脓血，里急后重不明显，体温37.7～39.5℃，病程3～4天，愈后良好。

治疗与预防：对症治疗为主，及时纠正水、电解质紊乱。预防同沙门氏菌食物中毒，尤其对海产品及其制品要加强防止细菌污染、低温储藏、食前彻底加热等措施。凉拌海鲜类食品时要清洗干净、食醋浸泡10分钟或沸水漂烫数分钟。

（3）葡萄球菌肠毒素食物中毒

中毒食品：常见于奶类及奶制品、蛋类和各类熟肉制品等。

临床表现：潜伏期一般2～4小时，主要有恶心、呕吐、腹痛和腹泻等症状。其中呕吐剧烈而频繁，可呈喷射状，呕吐物常含有胆汁、血液或黏液。腹泻多为水样便或黏液便，每天3～4次。体温正常或低烧。病程1～2天，儿童对肠毒素较成人敏感，故发病率较高，症状较重。

治疗与预防：对症治疗，及时纠正脱水、电解质紊乱，一般不需用抗生素。防止金黄色葡萄球菌污染食物，对食品从业人员定期进行健康检查，对奶和奶制品等一定要消毒处理；为防止肠毒素形成，食物应冷冻或冷藏。

（4）变形杆菌食物中毒

中毒食品：主要是动物性食品，尤其是熟肉和内脏的熟制品，也见于豆制品、凉拌菜、剩饭、水产品等。

临床表现：潜伏期一般5～18小时。临床特征一般以上腹部刀绞痛和急性腹泻为主，腹泻为水样便，伴有黏液，恶臭，一日数次至十余次。有恶心、呕吐、头痛、发热症状，体温一般38～39℃。病程1～3天，多数在24小时内恢复，预后良好。

治疗与预防：对症治疗，重症者可用抗生素。加强食品卫生监督管理，防止污染，食品须冷藏，食用前彻底加热。

（5）其他细菌性食物中毒　表5列出了常见细菌性食物中毒的中毒食品、临床表现和治疗原则。

表 5　常见细菌性食物中毒的中毒食品、临床表现和治疗原则

名　称	中毒食品	临床表现	治疗原则
病原性大肠埃希氏菌食物中毒	熟肉制品及冷荤，蛋类等	潜伏期 8～44 小时，不同程度症状	对症治疗，重者可用抗生素
肉毒梭菌食物中毒	家庭自制发酵豆谷制品、肉类和罐头食品	潜伏期一般 1～7 天，头晕、无力、视力模糊、眼睑下垂、复视、咀嚼无力，张口和伸舌困难，咽喉阻塞感，饮水发沧，吞咽困难、呼吸困难、头颈无力、垂头等	早期使用多价抗肉毒毒素血清，对症治疗
假单胞菌酵米面亚种食物中毒	发酵玉米面制品、变质鲜银耳及其他变质淀粉类食物	潜伏期 2～24 小时，上腹部不适、呕吐物可呈咖啡色，头晕、乏力等，重者有黄疸，肝肿大，皮下出血、呕吐、血尿、少尿、意识不清、烦躁不安、惊厥、抽搐，一般不发热	尽早排毒（催吐、洗胃、清肠），对症治疗
蜡样芽胞杆菌食物中毒	剩米饭、米粉、甜酒酿、剩菜、甜点心及奶、肉类制品	呕吐型：潜伏期 0.5～5 小时，恶心、呕吐为主，并伴有头晕四肢无力 腹泻型：潜伏期 8～16 小时，腹痛、腹泻为主	对症治疗、重症者可用抗生素

（6）赤霉病麦中毒

有毒成分：赤霉菌是一种真菌，小麦、玉米等谷物被污染后可引起赤霉病，其代谢产物赤霉病麦毒素是有毒成分，对热稳定，一般烹调难以消除。

中毒表现：潜伏期 0.5～2 小时，主要症状是胃部不适，恶心、呕吐、腹痛、腹泻、头晕、头痛等症状。重者有呼吸、脉搏、体温及血压波动，四肢酸软、步态不稳、形似醉酒，故有的地方称“醉谷病”，病程1～2天，预后良好。

治疗与预防：一般无须治疗或对症治疗，不要食用发霉的谷物，或去除、减少粮食中的病粒和毒素，使其达到国家标准。

(7) 霉变甘蔗中毒

有毒成分：甘蔗保存不当受到甘蔗节菱孢霉污染产生毒素，主要损害中枢神经系统和消化系统。

中毒表现：潜伏期十分钟至数小时。初期表现为消化功能紊乱，恶心、呕吐、腹痛、腹泻、黑便，随后出现神经系统症状，如头昏、头痛、复视等；重者出现阵发性抽搐，抽搐时四肢强直、屈曲内旋、手呈鸡爪状，可留下锥体外系神经损害为主要表现的终身残疾；严重者瞳孔散大、昏迷、死亡。

治疗与预防：尚无特殊治疗。发生中毒后尽快洗胃、清肠以排出毒物，积极采取消除脑水肿、改善血液循环、防止继发感染等对症治疗。甘蔗应成熟后再收割，收割后的甘蔗应注意防雨、防潮、防冻、防止霉菌污染和繁殖，储存时间不宜过久并定期进行感官检查，严禁出售已有霉变或变质的甘蔗。

(8) 河豚鱼中毒

有毒成分：河豚鱼所含毒素为河豚毒素，主要存在于鱼的内脏、生殖腺、血液、眼、腮、皮肤等部位，为剧毒。性质稳定，煮沸、盐渍、日晒均不易将其破坏。

临床特征：潜伏期10分钟至3小时。早期感觉有口、舌、指尖发麻，随后出现恶心、呕吐、腹痛、腹泻、便血等胃肠道症状，进而口唇、舌头及肢端知觉麻痹，并出现眼睑下垂、四肢无力或肌肉麻痹、共济失调等神经系统症状。重者全身麻痹、瘫痪、言语不清、血压和体温下降、发绀、呼吸困难，最后因呼吸、循环衰竭死亡。

治疗与预防：无特效解毒药。一般以迅速排出体内毒物（催吐、洗胃、导泻、应用吸附剂）、对症治疗和支持治疗（补液、吸氧、使用肾上腺皮质激素类药物）为主。加强宣传、勿食河豚；禁止随意丢弃、自行加工和出售河豚；严禁餐饮服务提供加工制作鲜河豚。

(9) 毒蕈中毒　蕈类又称蘑菇，目前我国可食用的有 300 多种，毒蕈 100 余种，其中含剧毒的 10 多种。毒蕈中毒一般发生在春夏季，山区农村地区、雨后天晴蘑菇生长茂盛时，由于误采或采集可食蕈时有毒蕈混入其中，食后引起急性中毒，故预防上以不采集不认识的蘑菇为主。

不同毒蕈中毒的临床表现各不相同，分为以下五型：

胃肠炎型：由毒红菇、墨汁鬼伞等毒蕈引起。潜伏期 0.5～6 小时，主要表现为胃肠道症状，有恶心、呕吐、上腹部阵发性疼痛、剧烈腹泻等症状，不发热。经过适当处理对症治疗，中毒者可迅速恢复。

神经精神型：由毒蝇伞、豹斑毒伞等毒蕈引起。潜伏期 1.0～6小时，发病时除胃肠道症状外，上有明显的副交感神经兴奋症状，如流涎、流泪、多汗、脉缓、瞳孔缩小等。用阿托品类药物治疗效果较好。

溶血型：因鹿花蕈所致。潜伏期 6～12 小时。发病初期为胃肠炎症状，3～4 天后出现黄疸、血红蛋白尿等溶血症状和急性贫血、肝脾肿大、头痛等。给予肾上腺皮质激素，输血和保肝治疗等多可恢复。

肝肾损害型：因毒伞属蕈、褐磷小伞蕈引起。通常病情凶险、病死率高。临床表现分为 6 期，即潜伏期、胃肠炎期、假愈期、内脏损害器、精神症状期和恢复期。此外，少数呈暴发型，潜伏期后 1～2 天突然死亡。肝肾损害中毒时首先应迅速排除毒物，食用后 10 小时内均应彻底洗胃，然后给予活性炭吸附残留的毒素，无腹泻者还要导泻排毒。其次用二巯基丙磺酸钠进行解毒治疗，同时还应对症治疗。

(10) 其他有毒动植物中毒　表 6 介绍了其他有毒动植物中毒的临床表现、急救处理与预防措施。

表 6　其他有毒动植物中毒的临床表现、急救处理与预防措施

名　称	临床表现	急救处理	预防措施
麻痹性贝类中毒（石房蛤毒素）	潜伏期数分钟至数小时，以神经系统麻痹为主，末梢感觉麻木，四肢肌肉麻痹、运动失调、呼吸困难等	尽早排毒，对症治疗	预防性监测，贝类所含毒素不应超标
动物甲状腺中毒（甲状腺素）	潜伏期 10～24 小时，头痛乏力、烦躁、抽搐、震颤脱发、脱皮、多汗、心悸	排毒，抗甲状腺药、促肾上腺皮质激素对症治疗	屠宰牲畜时除尽甲状腺
四季豆中毒（皂素、植物血凝素）	潜伏期 1～5 小时，急性胃肠炎症状，头晕胸闷、心慌气短、冷汗，发麻	尽早排毒，对症治疗	煮熟煮透，吃时无清脆、青涩感
发芽马铃薯（龙葵素）	潜伏期 1～12 小时，咽部瘙痒或烧灼感，胃部烧灼样疼痛，急性胃肠炎症状头晕、耳鸣、瞳孔放大	尽早排毒，对症治疗	放阴凉干燥处，食前去芽眼、削皮，烹调时加醋。发芽较多则禁食
含氰苷类中毒（氢氰酸）	苦杏仁中毒潜伏期一般 1～2小时，木薯中毒时 6～9 小时，口苦流涎、头晕头痛、恶心呕吐、心悸乏力。重者胸闷、呼吸困难、昏迷、全身阵发性痉挛甚至死亡	尽早排毒（催吐，硫代硫酸钠洗胃），对症治疗、解毒（亚硝酸异戊酯、亚硝酸钠、硫代硫酸钠）	勿食苦杏仁、桃仁等等含氰苷类果仁，木薯食用时应去皮、蒸煮烹调
鲜黄花菜中毒（类秋水、咽干	潜伏期 0. 5～4 小时，呕吐腹泻为主，伴头痛、头晕、口渴、咽干	尽早排毒，对症治疗	先水浸泡或开水焯后弃水，然后或炒或煮熟食用
豆浆中毒(胰蛋白酶抑制剂、皂苷)	恶心呕吐、腹胀腹泻，可伴有腹痛、头晕乏力等	对症治疗	生豆浆要加热煮透

（11）砷中毒

中毒成分：砷的氧化物或盐类有明显毒性，尤其是三氧化二砷（As_2O_3，砒霜）毒性最强。

临床表现：砒霜急性中毒潜伏期 15 分钟至 5 小时，口咽部有烧灼感，口中有金属味，口渴及吞咽困难。有明显急性胃肠炎症状，如剧烈恶心呕吐、腹绞痛和腹泻（水样便或米汤样便，有时混有血液）等，有中枢神经系统症状如头痛、烦躁、谵妄、抽搐、意识模糊、昏迷等症状，最后可因呼吸中枢麻痹死亡。可并发急性肾功能衰竭、多发性神经炎、中毒性肝炎和心肌炎。

急救与预防：首先迅速催吐、洗胃和导泻等排毒措施，同时应用二巯基丙磺酸钠、二巯基丙醇等解毒药物。另外，还要对症治疗，维持水、电解质平衡，保护肝功能，血液透析及换血疗法。

（12）有机磷农药中毒　有机磷农药按毒性大小分三类：①高度类。甲拌磷、内吸磷、对硫磷等。②中毒类。敌敌畏、甲基对硫磷、甲胺磷、氧乐果等。③低毒类。敌百虫、乐果、马拉硫磷、锌硫磷等。

中毒症状：经口摄入潜伏期一般 10 分钟至 2 小时，轻度中毒时全身疲乏无力，头晕头痛、躁动不安、视物模糊、恶心呕吐（呕吐物有蒜臭味）、多汗、瞳孔可缩小；中度中毒时，肌肉震颤、步履蹒跚、轻度呼吸困难、瞳孔缩小、流涎、腹痛、腹泻；重度中毒时，惊厥、昏迷、肺水肿、脑水肿、呼吸衰竭。某些有机磷农药有迟发型神经毒，在急性中毒后 2～3 周出现感觉运动型周围神经病。

急救与预防：迅速排除毒物，催吐和反复洗胃；使用对抗药和解毒药，轻度中毒用抗胆碱药（阿托品），中度或重度中毒用抗胆碱药加胆碱酯酶复活剂（氯解磷定、碘解磷定、双复磷等）两者并用；对症治疗。

（13）其他化学性食物中毒　表 7 列出了其他化学性食物中

毒的临床表现、急救处理和预防措施。

表 7 其他化学性食物中毒的临床表现、急救处理和预防措施

名 称	临床表现	急救处理	预防措施
甲醇中毒	潜伏期 8～14 小时，头晕头痛乏力、意识障碍、视力下降、失明、恶心呕吐、腹痛腹泻、血尿或无尿，心动过缓、休克呼吸困难	尽早排毒 对症治疗，解毒治疗（乙醇、4-甲基吡唑、叶酸）	加强白酒生产、销售的监督管理；禁止用工业酒精勾兑白酒；如饮酒要适量
锌中毒	潜伏期数分钟至 1 小时，恶心呕吐、腹痛腹泻，呼吸及呕吐物有蒜臭味，口腔烧灼感，重症者可出现血尿、蛋白尿、黄疸、肝性脑病	尽早排毒，对症治疗，解毒治疗（依地酸钙钠）	勿用镀锌容器盛装酸性饮料，加强鼠药磷化锌管理
毒鼠强中毒毒鼠强中毒（四亚甲基二枫四胺）	潜伏期数分钟至十余小时，上腹烧灼感，恶心呕吐、腹痛腹泻，头痛头昏、乏力、口唇麻木、有醉酒感，癫痫大发作症状，心悸胸闷	尽早排毒，对症治疗，解毒治疗（二巯基丙磺酸钠或二巯基丁二钠和维生素 B_6 联用	禁止生产、销售、使用毒鼠强；加强宣传教育防误食误用

二、行为生活方式指导

56. 什么是促进健康的行为

促进健康行为指个体或团体客观上有利于自身和他人健康的行为。主要特点有：①有利性。行为表现有益于自身、他人和整个社会的健康，如不吸烟。②规律性。行为表现有规律性，不是偶然行为，如定时定量进餐。③和谐性。个体行为表现出个性，如选择运动项目，但又能根据环境调整自身行为使之与其所处环境和谐。④一致性。个体外显行为与其内在的心理情绪一致，无矛盾。⑤适宜性。行为的强度能理性的控制。

促进健康的行为可分为五大类：

（1）日常健康行为　日常生活中有益于健康的行为，如合理营养、充足的睡眠、适量运动、饭前便后洗手等。

（2）避开环境危害行为　指避免暴露于自然环境和社会环境中有害健康的危险因素，如离开污染的环境、不接触疫水、积极适应各种紧张生活事件等。

（3）戒除不良嗜好　指戒烟、戒酒、戒除药物滥用等。

（4）预警行为　指对可能发生危害健康的事件的预防性行为，并在事故发生后正确处置的行为，如驾车使用安全带，火灾、溺水、车祸等的预防，以及意外事故发生后的自救与他救行为。

（5）合理利用卫生服务　指有效、合理地利用现有卫生保健服务，维护自身健康的行为，包括定期体检，预防接种，患病后及时就诊，遵从医嘱，积极配合医疗护理，保持乐观向上的情绪，积极康复等。

57. 什么是危害健康的行为？

危害健康的行为是指不利于自身和他人健康的一组行为。主要特点有：①危害性。行为对己、对人、对社会健康有直接或间接、明显或潜在的危害作用。例如吸烟行为，不仅危害本人健康，而且对他人和社会健康带来不利影响。②明显性和稳定性。行为非偶然发生，有一定的作用强度和持续时间。③习得性。危害健康的行为都是个体在后天的生活经历中学会的，故又称自我制造的危险因素。

危害健康的行为可分为四大类：

（1）不良生活方式　不良生活方式是一组习以为常的、对健康有害的行为习惯，如吸烟、酗酒、不良饮食习惯（饮食过度、高脂高糖低纤维素饮食、偏食、挑食、好吃零食、嗜好长时间高温加热或烟熏火烤食品、进食过快、过热、过硬、过酸等）、缺乏体育锻炼等。不良生活方式与肥胖、心脑血管疾病、早衰、癌症等的发生有密切关系。不良生活方式对健康的影响具有潜伏期长、特异性差、协同作用强、个体差异大、广泛存在等特点。

（2）致病行为模式　导致特异性疾病发生的行为模式，国内外研究较多的是A型行为模式和C型行为模式。

A型行为模式（TABP）是一种与冠心病发生密切相关的行为模式。A型行为又叫“冠心病易发性行为”，其行为表现为做事动作快，想在尽可能短的时间内完成尽可能多的工作（具有时间紧迫感），大声和暴发性的讲话，喜欢竞争，对人怀有潜在的敌意和戒心。其核心行为表现为不耐烦和敌意。A型行为者的冠心病发病率、复发率和病死率均比非A型行为者高2～4倍。

C型行为模式（TCBP）是一种与肿瘤有关的行为模式。C

型行为又称“肿瘤易发型行为”。C是英文“癌症”（cancer）的第一个字母。其核心行为表现是情绪好压抑，性格好自我克制，表面上处处依顺、谦和忍让，回避矛盾，内心却是强压怒火，爱生闷气。研究表明C型行为可促进癌前病变恶化。C型行为者宫颈癌、胃癌、食管癌、结肠癌和恶性黑色素瘤发生率比非C型行为者高3倍左右，并易发生癌的转移。

（3）不良疾病行为　指个体从感知到自身患病到疾病康复过程中所表现出来的不利健康的行为。不良疾病行为常见表现为：疑病、瞒病、恐病、讳疾忌医、不及时就诊、不准从医嘱、求神拜佛、自暴自弃等。

（4）违规行为　指违反法律法规、道德规范并危害健康的行为，如药物滥用、性乱等。违规行为既直接危害行为者个人健康，又严重影响社会健康。

58. 烟草类型及主要有害成分是什么？

烟草按照吸食是否产生烟雾分为两大类：有烟烟草和无烟烟草。有烟烟草包括卷烟、自卷烟、雪茄烟、比迪烟、丁香烟、水烟、烟斗等。无烟烟草常见的为鼻烟和咀嚼烟。值得注意的是，不存在无害的烟草制品。

卷烟在点燃吸食过程中，由于烟草不完全燃烧而产生烟草烟雾。它含有7 000余种化学成分，其中数百种成分对人体有害。如一氧化碳、一氧化氮、氰化氢等，已明确至少有69种化学物是致癌物，包括多环芳烃类、N-亚硝基化合物、芳香胺类、甲醛、1，3-丁二烯等。不仅如此，烟草烟雾含有多种重金属及放射性物质，包括镉、铅、汞、钴、锑、铊、铅—210等。

尼古丁是烟草成瘾的主要物质。这是一种交感神经活性药物，促进交感神经和肾上腺释放儿茶酚胺，导致心率增快，血压增高。这是吸烟增加心血管疾病的重要原因。

一氧化碳是烟雾的主要成分。研究提示，规律吸烟者，体内碳氧血红蛋白水平增加，降低红细胞携带氧气的能力，从而导致机体相对缺氧状态。

多环芳烃是烟草焦油中的成分，是一种常见致癌物。烟雾中的多环芳烃类、N-亚硝胺类、芳香胺类以及某些易挥发的有机物在吸烟诱发肿瘤中发挥重要作用。

59. 烟草对健康的危害有哪些?

烟草危害健康是不争的医学结论。全球每年因吸烟导致的死亡人数高达 600 万人，超过艾滋病、结核、疟疾导致死亡人数总和。烟草中含有 69 种致癌物，有充分证据表明，吸烟可以导致肺癌、口腔癌、鼻咽部恶性肿瘤、喉癌、食管癌、胃癌、肝癌、胰腺癌、肾癌、膀胱癌和宫颈癌。还有证据提示吸烟可以导致结直肠癌、乳腺癌和急性白血病。

吸烟可导致多种呼吸道疾病。有充分证据表明吸烟可以导致慢性阻塞性肺部疾病和青少年哮喘，增加肺结核和其他呼吸道感染的发病机会。

吸烟损伤血管内皮功能。有充分证据说明吸烟导致冠心病、脑卒中和外周动脉疾病，戒烟可显出降低这些疾病的发病和死亡风险。

吸烟会损伤遗传物质，对内分泌系统、输卵管功能、胎盘功能、免疫功能、孕妇及胎儿心血管系统及胎儿组织器官发育造成不良影响。有充分证据表明女性吸烟可以降低受孕机会，导致前置胎盘、胎盘早剥、胎儿生长受限、新生儿低出生体重及婴儿猝死综合征。此外，吸烟还可导致异位妊娠和自然流产。吸烟还可导致男性勃起功能障碍。

吸烟导致髋部骨折、牙周炎、白内障、手术伤口愈合不良以及手术后呼吸系统并发症、皮肤老化。幽门螺旋杆菌感染者可以导致消化性溃疡。有充分证据表明吸烟可以导致牙周炎和核性白内障。

此外，吸烟还可导致2型糖尿病，并可增加糖尿病患者发生大血管和微血管并发症的风险，影响疾病预后。

吸烟是人类最大的可预防的致病致死因素，吸烟者减少吸烟量并不降低其发病和死亡的风险，也不能获得健康益处，而戒烟才是降低吸烟对健康危害的唯一方法。研究表明，与持续吸烟相比，在65、50、40、30岁戒烟，则分别能延长3、6、9和10年预期寿命。

60. 什么是烟草依赖？

烟草成瘾的主要物质为尼古丁，烟草依赖特点为无法克制的尼古丁觅求冲动，以及强迫性地、连续地使用尼古丁，以体验其带来的欣快感和愉悦感，并避免可能产生的戒断症状。

按照世界卫生组织ICD－10的诊断标准，诊断为烟草依赖综合征通常需要在过去一年内体验过或表现出下列六条中的至少三条：

（1）对吸烟有强烈的渴望或冲动感；

（2）难以控制吸烟行为；

（3）当停止吸烟或减少烟量时出现戒断症状；

（4）尼古丁耐受的表现，例如必须使用较高剂量的烟草才能获得过去较低剂量的效应；

（5）因吸烟放弃或减少其他的活动或者喜好；

（6）不顾吸烟的危害而坚持吸烟。

依赖程度可根据吸烟量、戒断症状严重程度、临床评定量表得分判定。目前，临床评定量表使用较多的是Fagerstrom尼古丁依赖量表（表8）。

表 8　Fagerstrom 尼古丁依赖评分表

评估内容	0 分	1 分	2 分	3 分
您早晨醒来多长时间吸第一支烟	>60 分钟	31～60 分钟	6～30 分钟	≤5 分钟
是否在许多禁烟场所很难控制吸烟需求	否	是		
您认为哪一支烟您最不愿意放弃	其他时间	早晨第一支		
您每天吸多少支卷烟	≤10 支	11～20 支	21～30 支	>30 支
您早晨醒来第一小时是否比其他时间吸烟多	否	是		
您卧病在床时仍旧吸烟吗	否	是		

注：积分 0～3 分为轻度依赖；4～6 分为中度依赖；≥7 分为重度依赖

61. 怎样进行临床场所戒烟指导？

医生可采取下面一些策略和措施，帮助在临床场所进行戒烟干预。

（1）5A 戒烟法介绍　临床干预可以使用“5A”方案进行简短干预。5A 戒烟法是由 5 种活动所组成，每一个都由字母“A”开始，即：Ask，询问所有患者关于吸烟的问题；Advise，建议吸烟者戒烟；Assess，评估吸烟者的戒烟意愿；Assist，提供戒烟药物或者行为咨询等；Arrange，安排随访。

询问吸烟情况：医生一旦发现患者吸烟就应在患者病历上做一个永久标记，以提醒医生或其他工作人员在每次就诊时考虑吸烟问题。

建议所有吸烟者戒烟：医生对患者讲清楚吸烟的危害并建议

戒烟，态度必须明确、强烈，并且和个体结合。态度明确是劝告的第一要点，因为许多病人愿意接受医生的劝告。

评估吸烟者的戒烟意愿：对患者戒烟意愿的评估是戒烟咨询的重要环节。在交谈中，应该评估吸烟者的戒烟意愿："你想戒烟吗?"如果患者本次有戒烟意愿，应提供进一步帮助，给予更加具体的戒烟方法，帮助制订戒烟计划，推荐到戒烟门诊就诊或使用戒烟药物等。如果患者表示还不想戒烟，应给予适当干预以提升戒烟动机。

帮助患者戒烟：对于那些有强烈戒烟意愿的患者，医生应该帮助他们确定某一特定日期来戒烟。有关研究表明，如果患者已确定了戒烟日期，他们就更可能会在戒烟方面做一系列尝试。一般来说，所确定的戒烟通常在两周内，给缓和在戒烟心理和其他方面留出必要的时间。对需要戒烟的患者，提供实用小册子或影像资料，以提供戒烟的理由和方法，常见问题的回答，停止吸烟后的症状和处理。同时，在准备戒烟日期来前，处理掉周围与烟草有关的全部物品，并避免在停留较长时间的地方（如工作场所、家里、汽车内）吸烟。

安排随访：当患者知道医生要检查他们戒烟的进展时，其戒烟成功的机会将提高。因此，在刚开始戒烟的1～2个月内最好每周能够和患者进行交流，通过咨询增强他们戒烟的决心，处理戒烟过程中出现的问题。之后的随访可以每月一次，连续三个月。如有必要也可以讨论戒烟的药物治疗。

（2）对不同类型人群的戒烟干预指导　对于有戒烟意愿的吸烟者应提倡简单的戒烟帮助，如处方戒烟药物和（或）简短戒烟咨询；对于尚无戒烟意愿的吸烟者，医生应给予简短的干预使他们产生戒烟的想法；对于最近戒烟的患者，医生应肯定患者的成功，回顾戒烟的益处，帮助患者解决遇到的困难，医生对患者的关注会使他们出现复吸时主动寻求帮助；对已戒烟成功且不再需要进行戒烟治疗的患者，医生可以与他们探讨戒烟成功的经验，这些已经戒烟成功的患者也可能遇到戒烟相关的问题，医生应对这些问题进行干预；针对从未吸烟者的快速干预策略及措施，在临床场所对从未吸烟者的干预一般是给予表扬并鼓励继续远离烟草。

62. 常见戒烟问题及解决方法有哪些?

（1）增重　一般而言，戒烟后平均体重增加 2～2.5 千克，不同个体差异较大。可以从以下两方面劝告患者来预防体重增加：首先，避免进食高热能饮食，鼓励患者进食低热能食物。其次，建议戒烟者加强锻炼。这种方法不仅可以帮助预防增重，还可以预防戒烟初期导致的烦躁、注意力不集中等症状，而且让吸烟者参与到与吸烟不相关的活动中，可进一步巩固不吸烟行为。

（2）多次复吸　对于这些患者，医生需要认识到复吸是戒烟的一个重要部分，医生可以帮助患者从过去复吸中吸取经验，而不是将其看作戒烟失败或逃避戒烟的理由。一般来说，在工作上或家庭的紧张和压力、人际关系矛盾等常常是患者吸烟复发的原因。医生需要提醒患者事先考虑戒烟的困难时刻，并告诉他们采取其他方法而不是吸烟来解决问题，如咀嚼口香糖、散步，或做一些放松的锻炼等。其中最关键的是对于这些造成心理紧张的情况要预先制订一个具体的处理计划。

（3）缺少对戒烟的社会支持　应当鼓励所有患者将自己的戒烟决定告诉家人、朋友及同事，以寻求他们的支持与鼓励。没有戒烟社会支持的患者，如果他们愿意的话，可以动员他们集体参加戒烟小组，以求助于咨询人员或其他卫生保健人员。

（4）特殊人群　对一些特殊人如老年人、青少年等，要根据他们的实际情况给予针对性的劝告。例如告诉老年人，任何时候戒烟都不迟，戒烟可以延长寿命和提高生活质量等。对于经常吸烟的青少年应像对待成年人一样给予帮助。但要结合青少年的问题，告知他们吸烟所造成的直接不良影响。

（5）吸烟与戒烟的常见误区

误区 1：“我吸的是低焦油烟，是安全的”

降低焦油减轻危害的研究早就被国际科学界所否定。焦油含量下降并不表示其他致癌物质也降低。世界卫生组织早已忠告“所有的烟草制品包括低焦油卷烟都是致命的，根本就没有安全的卷烟”。《烟草控制框架公约》明确指出，烟草制品包装不得使用低焦油、淡味、柔和等词语，因为这是对消费者的误导。

误区 2：“并不是每个吸烟者都得肺癌，有些人不吸烟照样得肺癌”

吸烟造成的疾病和死亡不是马上发生的，这些事件的出现往往在吸烟 10 年、20 年甚至更长时间。的确，吸烟并非 100％会得肺癌，但肺癌患者中 80％以上是吸烟者。导致癌症发生的原因很复杂，是遗传、环境、行为等多种因素作用的结果。遗传无法改变，可以改变的是不健康的生活方式。不吸烟、远离二手烟可以降低患病的风险，是维护健康的明智选择。

误区 3：“有的人一直吸烟没有什么问题，而一旦戒烟就大病一场”

这完全是一种误解。导致发病的原因是长期吸烟，而不是戒烟，如果继续吸烟，只能加剧疾病的进程。有的人戒烟后出现烦躁、情绪低落等症状，这是由于体内尼古丁下降的戒断反应，大约持续半个月左右。只要坚持度过这段时间，就是戒烟的成功。有的人认为戒烟打破了身体的平衡，导致生病，这同样也是没有依据的。烟草中存在大量致癌物质，严重危害健康，根本不存在所谓的平衡。

误区 4：“我已经这么大年纪了，戒烟没啥意义”

诚然，戒烟越早对健康的损害就越小。戒烟永远不会太迟，从停止吸烟的那一刻起，身体的各项功能都会发生改变，由吸烟导致的疾病风险随着戒烟时间的推移而下降。对中老年人，随着年龄增长，各种肿瘤和心脑血管疾病的危险性增加，此时戒烟，对于减少患病机会具有更加重要的意义。即使患有某些慢性病，戒烟也能改善相应的症状，提高药物的效果。

63. 静坐生活方式的危害有哪些？

静坐生活方式是指在工作、家务、交通行程期间或休闲时间内，不进行任何体力活动或仅有非常少的体力活动。

静坐生活方式者如果同时又进食高脂肪膳食，最直接的后果就是引起体重增加和代谢紊乱，进而导致肥胖、高胆固醇血症及血糖升高，后者作为主要危险因素导致心脑血管疾病、糖尿病、乳腺癌、结肠癌等慢性病的大量发生。

研究显示，静坐少动生活方式对健康的危害相当于每天吸 20 支烟或超过理想体重的 20%（轻度肥胖）；22%的冠心病、11%的缺血性脑卒中、14%的糖尿病、10%的乳腺癌、16%的大肠癌是由于缺乏身体活动所致；全球每年大约 200 万人的死亡是静坐少动所致。此外，缺乏体力活动还会导致骨质疏松、情绪低落、关节炎等疾病，也会引起生活质量下降，缩短寿命等后果。

64. 身体活动类型有哪几种？

（1）有氧运动　指躯干、四肢等大肌肉群参与为主的、有节律、时间较长、能够维持在一个稳定状态的身体活动（如长跑、步行、骑车、游泳等）。这类活动形式需要氧气参与能量供应，以有氧代谢为主要供能途径，也叫耐力运动。有助于增进心肺功能、降低血压和血糖、增加胰岛素敏感性、改善血脂和内分泌系统调节功能，提高骨密度、减少体内脂肪蓄积、控制体重等。以每小时 4 千米速度步行、每小时 12 千米速度骑自行车等均属于有氧运动。

（2）抗阻力活动　也称强壮肌肉活动，指肌肉对抗阻力的重复运动，具有保持和增强肌肉力量、体积和耐力的作用（如举哑铃、俯卧撑等）。对抗阻力用力时主要依赖无氧代谢功能，其中的间歇也包含有氧代谢供能的成分。抗阻力活动可以改善肌肉功能，有助于保持和促进代谢健康，对骨骼系统形成的机械刺激也有益于骨骼健康。通过抗阻力训练可以延缓老年人肌肉萎缩引起的力量降低的过程，可以改善血糖调节能力，对预防跌倒、提高独立生活能力也有帮助。

（3）关节柔韧性活动　通过躯体或四肢的伸展，屈曲和旋转，锻炼关节的柔韧性和灵活性活动（如芭蕾、体操、划船训练等），也称做拉伸。此类活动对循环、呼吸和肌肉的负荷小，能量消耗低，可以起到保持或增加关节的活动范围和灵活性的作用。对预防跌倒和外伤、对抗年龄增长所导致的关节活动范围降低有一定帮助。

（4）身体平衡和协调性练习　指改善人体平衡和协调性的组合活动，可以改善人体运动能力、预防跌倒和外伤、提高生活质量，也称神经肌肉训练。神经肌肉训练包括平衡性、灵活性和身体感觉训练等。例如太极拳、瑜伽等。

65. 怎样衡量身体活动强度？

身体活动强度可以根据身体活动者的生理反应或活动的绝对物理负荷来衡量，常用衡量指标包括最大心率百分比、最大耗氧量百分比、自我感知运动强度和代谢当量（表 9）。

（1）最大心率百分比　健康成年人安静状态下的正常心率为 60～100 次/分，心率与活动强度在一定范围内呈线性关系，人体最大心率可以用公式估计：最大心率＝220－年龄（岁）。

身体活动中应达到的适宜心率即靶心率与最大心率的百分比值，即最大心率百分比。对于大多数成年人，由于中等和高强度身体活动相结合才能获得较为理想的健康效益，因此目前推荐最大心率百分比为60%和85%为运动强度的有效界值和安全界值。

由于运动后心率下降较快，一般采取终止运动后立即测10秒脉搏数，然后乘以6表示1分钟脉率，这和运动中的心率非常接近。

（2）最大耗氧百分比　最大耗氧量是机体在进行有大肌肉群参与的肌肉动力性收缩活动（如跑步或骑自行车运动）中，达到本人极限水平的耗氧量。最大耗氧量也称为最大有氧功率和心肺耐力，是力竭运动中所观察到的最高耗氧量。身体实际耗氧量与最大耗氧量之比即为最大耗氧量百分比。

（3）自我感知运动强度　以受试者自我感觉来评价运动负荷的心理学指标，它以个体主观用力和疲劳感的程度来判断身体活动的强度。

自我感知运动强度可分为10级，其中0级表示休息状态；1～2级为很弱或弱；3～4级为温和；5～6级为中等；7～8级为有疲惫感；9～10级为非常疲惫。其中5～6级表示自我感知达到中等强度，此时心跳和呼吸加快，用力但不吃力，可以随着呼吸的节奏连续说话，但不能放声歌唱，如同尽力快走时的感觉。

（4）代谢当量　指身体活动时的能量消耗与安静坐姿时能量消耗之比，即相当于安静休息时身体活动的能量代谢水平。用梅脱（MET）表示。

表9　身体活动强度分级

活动强度	最大心率百分比	自我感知运动强度	代谢当量	最大耗氧量百分比
低强度	40～60	较轻	<3	<40
中强度	61～70	稍累	3～6	40～60
高强度	71～85	累	7～10	60～75
极高强度	>85	很累	11～20	>75

66. 什么是有益健康的身体活动推荐量?

(1) 5～17 岁年龄组身体活动推荐　对于该年龄组的儿童和青少年，身体活动包括在家庭、学校和社区中的玩耍、游戏、体育运动、交通往来、家务劳动、娱乐体育课和有计划的锻炼等。相关推荐：5～17 岁儿童青少年应每天累计至少 60 分钟中等到高等强度身体活动；大于 60 分钟的身体活动可以提供更多的健康效益；大多数日常身体活动应该是有氧活动，同时每周至少进行三次高强度身体活动，包括强健肌肉和骨骼的活动。

(2) 18～64 岁年龄组身体活动推荐　18～64 岁成年人的身体活动包括在日常生活、家庭和社区中的休闲时间活动、交通往来（步行或骑车)、职业活动（如工作)、家务劳动、玩耍、游戏体育运动和有计划的锻炼等。相关推荐：18～64 岁成年人每周至少 150 分钟中等强度有氧身体活动，或每周至少 75 分钟高强度有氧身体活动，或中等强度和高强度两种活动相当量的组合；有氧活动应该每次至少持续 10 分钟；为获得更多的健康效益，成人应增加有氧身体活动，达到每周 300 分钟中等强度或每周 150 分钟高强度有氧身体活动，或中等强度和高强度两种活动相当量的组合；每周至少应有两天进行大肌群参与的强壮肌肉活动。

以上建议也适用于该年龄组人群中患有高血压、糖尿病等不影响活动的慢性非传染性疾病患者。孕妇、产妇和曾发生心血管事件者，在计划达到该年龄组的建议身体活动量之前，需要采取特别的预防措施并寻求医学咨询。

(3) 65 岁及以上年龄组身体活动推荐　对于 65 岁及以上年龄组老年人的身体活动，包括在日常生活、家庭和社区中的休闲时间活动、交通往来（步行或骑车)、职业活动（如工作)、家务劳动、玩耍、游戏体育运动和有计划的锻炼等。相关推荐：老年人应每周完成至少150分钟中等强度有氧身体活动，或每周至少75分钟高强度有氧身体活动，或中等强度和高强度两种活动相当量的组合；有氧活动应该每次至少持续10分钟；为获得更多的健康效益，该年龄段老年人应增加有氧身体活动，达到每周300分钟中等强度或每周150分钟高强度有氧身体活动，或中等强度和高强度两种活动相当量的组合；活动能力较差的老年人，每周至少应有3天进行增强平衡能力和预防跌倒的活动；每周至少应有2天进行大肌群参与的增强肌肉力量的运动；由于健康原因不能完成所建议身体活动量的老年人，应在能力和条件允许范围内尽量多活动。

67. 酗酒的危害有哪些？

酗酒首先影响安全，即使饮用少量的酒精也会损害协调、判断力，从而导致家庭内或工作场所的事故及意外伤害的发生。

酗酒导致口腔癌、食管癌、喉癌、肝硬化及肝癌，从而导致许多人死亡。

酗酒可引起抑郁症、精神错乱、糖尿病、性无能等。而自家自制的白酒危害更大，偶尔导致失明甚至死亡。酗酒对脆弱人群如饥饿者、年轻人、孕妇危害更大。

饮酒危害的大小取决于喝酒的方式（进餐时饮酒、节假日饮酒、周末狂欢、进餐之外喝酒）及饮酒量。根据饮酒的危害将饮酒分为两类：会导致社会、家庭、法律、工作及健康问题的饮酒称为“高危饮酒”，与之相反，不会导致这些问题的饮酒称为“低危饮酒”。

68. 什么是低危饮酒？

为了避免饮酒给自己或别人带来的危害，专家建议每个人最好不要饮酒，如果做不到，则至少达到“低危饮酒标准”：①每天饮酒不超过两标准杯（不同国家此标准不一样，此处规定为每杯含酒精 10 克）；②每周至少有两天滴酒不沾；③在驾驶或操作机器、正怀孕或哺乳、服用与酒精有反应的药物、患有酒精可加重的疾病及对饮酒无法自制等情况时，不能喝酒。

69. 什么是超重与肥胖？

衡量一个人胖与不胖通用的计算公式是：BMI（体质指数）=体重(kg)/身高（m^2）。但由于人种的差别，衡量一个人是否肥胖或超重的标准却不只一个。具体而言，有“世界肥胖标准”“亚洲肥胖标准”和“中国肥胖标准”。

世界卫生组织拟定的世界标准是：BMI 在 18.5～24.9 为正常范围，大于 25 为超重，大于 30 为肥胖。

亚洲标准认为：BMI 在 18.5～22.9 为正常范围，大于 23 为超重，大于 30 为肥胖。

根据中国人肥胖的两人特点，体型小，肚皮大，中国人肥胖标准为：BMI 在 18.5～23.9 为正常范围，大于 24～27.9 为超重，大于 28 为肥胖。另外，腹性肥胖比例大是中国人肥胖的特点和潜在危险。因此，体质指数正常或不很高的中国人，若腰围男性≥85 厘米、女性≥80 厘米，或腰围与臀围的比例男性大于 0.9、女性大于 0.85，也属肥胖。

70. 超重或肥胖的危害有哪些？

大量证据显示，在体质指数和死亡率之间存在着 J 型曲线关系。当体重过低，呼吸系统疾病、低出生体重等引起的死亡增加；当体重过高时，与肥胖相关疾病的死亡增加。

（1）肥胖综合征　中度以上的肥胖病人常出现肥胖综合征，

如同其不良综合征、心血管系统症状、内分泌代谢紊乱、消化系统症状等，一旦体重下降，相关症状也随之减轻。

（2）肥胖并发症　肥胖常导致严重的并发症，如糖尿病、心血管疾病、胆石症、痛风、增生性骨关节炎等。WHO最近对肥胖者某些健康问题的相对危险度做了报道，肥胖者患2型糖尿病、胆囊疾病以及血脂异常、代谢综合征、呼吸困难、睡眠呼吸暂停的相对危险度高度增加；而患冠心病、高血压、骨关节炎、高尿酸血症和痛风的危险度中度增加；激素敏感性和胃肠道肿瘤等致命性疾病及其他一些非致命性疾病的危险度有轻度增高。

（3）儿童肥胖的影响　儿童肥胖不仅是成年后肥胖和心血管病发生和病死率高的危险因素，而且在儿童期就造成心肺功能损伤，肌肉有氧代谢能力降低，效率低，运动能力低下。台湾研究表明肥胖儿童中22％患高血压，16.8％有糖耐量异常。心理健康也是肥胖儿童的一个问题，因为肥胖被他们自身及他人认为是一种残疾，有人认为自身肥胖的患者发生心理障碍的可能性较大，其中青少年期是最危险的阶段。

（4）肥胖的经济损失　美国、澳大利亚、荷兰因肥胖带来的健康问题和心理问题所导致的直接费用（防治肥胖及相关疾病的费用），间接费用（由于肥胖及疾病过早死亡的经济损失），以及无形损失（有肥胖和相关疾病导致的社会和个人损失），大约占卫生支出的4％。

71. 生活事件对健康的影响有哪些？

生活事件包括家庭生活事件、个人生活事件、工作生活事件、经济生活事件等。

家庭生活事件如丧偶、离婚、家庭成员健康的变化、家庭矛盾与和解、新的家庭成员的加入等。个人生活事件包括伤病、生活环境与习惯的改变、获得荣誉或违法行为等。工作生活事件如退休、事业、调动工作等。经济生活事件包括经济状况的较大变化，大额贷款或还贷款等。其他还有家庭的主要生活方式、家庭健康信念、自我保健、利用卫生资源的方法与途径等。

急性生活事件的变化是以一种蓄积的方式发生的，这种改变最终产生紧张后效应。将过去一年遭遇的项目中的生活变化单位（LCU）进行累计。0～149 分：无意义；155～199 分：轻度生活变故（33%的得病机会）；200～299 分：中等生活变故（50%的得病机会）；300 分以上：重大生活变故（80%的得病机会）。研究发现 LCU 的分值和突然的心源性死亡、心肌梗死、结核病、白血病、多发性硬化、糖尿病运动创伤和交通事故有类似的关联（表 10）。

表 10　中国正常人生活事件评定常模表（单位：LCU）

家庭生活事件	合计	青年	中年	更年	老年	个人生活事件	合计	青年	中年	更年	老年
配偶死亡	110	113	112	100	104	开始恋爱	41	45	36	38	57
子女死亡	102	102	106	97	84	行政纪律处分	40	36	43	42	43
父母死亡	96	110	95	81	60	复婚	40	42	40	36	35
离婚	65	65	68	61	60	子女学习困难	40	34	44	44	29
父母离婚	62	73	58	53	54	子女就业	40	29	44	52	39
夫妻感情破裂	60	64	60	53	56	怀孕	39	44	38	33	27
子女出生	58	62	60	49	48	升学就业受挫	39	41	39	41	26
开除	57	61	52	54	74	晋升	39	28	44	47	40
刑事处分	57	49	59	62	80	入党入团	39	29	41	53	59
家属亡故	53	60	52	44	32	子女结婚	34	34	41	39	33
家属重病	52	56	53	48	37	免去职务	37	36	38	36	34

（续）

家庭生活事件	合计	青年	中年	更年	老年	个人生活事件	合计	青年	中年	更年	老年
政治冲击	51	47	52	51	71	性生活障碍	37	42	36	32	19
子女行为不端	50	51	52	47	46	家属行政处分	36	31	40	42	36
结婚	50	50	50	50	50	名誉受损	36	37	37	35	33
家庭刑事处分	50	43	53	54	53	中额贷款	36	32	38	40	33
失恋	48	55	45	44	42	财产损失	36	29	40	43	34
婚外两性关系	48	48	52	41	39	退学	35	44	30	33	33
大量贷款	48	43	50	49	53	好友去世	34	40	33	28	26
突出成就荣誉	47	43	49	47	47	法律纠纷	34	32	35	34	37
恢复政治荣誉	45	41	46	51	46	收入显著增减	34	28	38	42	23
重症外伤	43	42	43	46	47	遗失重要物品	33	31	34	39	31
严重差错事故	42	42	41	47	49	留级	32	38	29	30	26
夫妻严重争执	32	30	34	29	28	和上级冲突	24	21	27	23	30
搬家	31	22	36	39	25	入学或就业	24	26	25	23	14
领养寄子	31	32	32	29	16	参军复员	23	20	23	32	25
好友决裂	30	36	28	25	23	受惊	20	20	21	25	14
工作量显著增减	30	25	31	35	38	业余培训	20	20	21	22	16
小额贷款	27	23	30	32	20	家庭成员外迁	19	17	20	20	19
退休	26	18	28	35	29	邻居纠纷	18	16	20	21	17
工作变动	26	25	27	26	25	同事纠纷	18	16	20	19	16
学习困难	25	26	25	23	17	睡眠重大改变	17	12	19	21	25
流产	25	25	26	25	23	暂去外地	16	12	18	18	22
家庭成员纠纷	25	23	25	29	13						

72. 预防接种有哪些种类？

预防接种是指将抗原或抗体注入机体，是人体获得对某些疾病的特异性抵抗力，从而保护易感人群，预防传染病的发生。用于预防接种的生物制品通称为免疫制剂。

预防接种的种类有：

（1）人工自动免疫　通过人工免疫的方法，使宿主对相应传染病产生特异性免疫抵抗力的方法，称为人工自动免疫。其作用大小取决于人体所产生的免疫反应的强度。影响因素包括：免疫制剂因素，如抗原成分、抗原量等；人体因素，如年龄、遗传易感性等；免疫途径，如肌肉注射、口服等。

人工主动免疫时间一般要求在传染病流行前数周进行，从而使机体有足够的时间产生免疫反应。人工主动免疫制剂有：①全病原体疫苗。包括减毒活疫苗和灭活疫苗两种。②成分疫苗。用生物、化学方法提取或基因工程表达病原体的某种（些）抗原成分，制备成疫苗，如白喉类毒素疫苗、基因工程表达的乙肝表面抗原疫苗等属于这类疫苗。③DNA 疫苗。利用基因工程技术，将病原体抗原基因构建入合适的载体，然后直接将 DNA 接种于机体，产生特异性免疫力。

（2）人工被动免疫　将含有抗体的血清或其制剂直接注入机体，使机体立即获得抵抗某种传染病的能力的方法，称为人工被动免疫。通常所用制剂有：①免疫血清。指抗毒素、抗菌和抗病毒血清等的总称。这种血清含有大量抗体，进入机体后可及时产生保护作用。但其在体内停留时间和作用时间都较短。由于免疫血清为动物血清，含有大量异体蛋白，易致过敏反应，只有免疫血清过敏试验阴性者方可使用。②丙种球蛋白。是由健康产妇的胎盘与脐带血或健康人血制成的，可用于预防甲型肝炎、麻疹等。

73. 什么是儿童免疫接种程序？

儿童免疫接种程序见表11。

表11 儿童免疫接种程序

年（月）龄	应接种的疫苗	接种方式	预防疾病
出生时	卡介苗	皮内注射	结核病
	乙肝疫苗第一次	肌肉注射	乙型肝炎
1个月时	乙肝疫苗第二次	肌肉注射	乙型肝炎
2个月时	脊髓灰质炎三价混合疫苗第一次	口服	脊髓灰质炎
3个月时	脊髓灰质炎三价混合疫苗第二次	口服	脊髓灰质炎
	百白破混合制剂第一次	肌肉注射	百日咳、白喉、破伤风
4个月时	脊髓灰质炎三价混合疫苗第三次	口服	脊髓灰质炎
	百白破混合制剂第二次	肌肉注射	百日咳、白喉、破伤风
5个月时	百白破混合制剂第三次	肌肉注射	百日咳、白喉、破伤风
6个月时	乙肝疫苗第三次	肌肉注射	乙型肝炎
8个月时	麻疹疫苗第一次	皮下接种	麻疹
	乙脑减毒活疫苗第一次	皮下接种	流行性乙型脑炎
	乙脑灭活疫苗第一次	皮下接种（两次间隔7～12天）	流行性乙型脑炎
6个月～17个月	A型流脑疫苗	皮下接种（两次间隔不少于3个月）	流行性脑脊髓膜炎

（续）

年（月）龄	应接种的疫苗	接种方式	预防疾病
18个月～23个月	百白破混合制剂第四次	肌肉注射	百日咳、白喉、破伤风
	麻腮风联合疫苗麻腮联合疫苗或麻疹疫苗	皮下接种	麻疹、腮腺炎、风疹
18个月	甲肝减毒活疫苗第一次甲肝灭活疫苗第一次	皮下接种	甲型肝炎
2岁	乙脑减毒活疫苗第二次	皮下接种	流行性乙型脑炎
	乙脑灭活疫苗第二次	皮下接种	流行性乙型脑炎
2岁～2岁半	甲肝减毒活疫苗第二次甲肝灭活疫苗第二次	皮下接种（两次间隔6个月）	甲型肝炎
3岁	A＋C群流脑疫苗第一次	皮下接种	流行性脑脊髓膜炎
4岁	脊髓灰质炎三价混合疫苗第四次	口服	脊髓灰质炎
6岁	白破联合疫苗	皮下接种	白喉、破伤风
	A+C群流脑疫苗第二次	皮下接种	流行性脑脊髓膜炎
	乙脑灭活疫苗第4次	皮下接种	流行性乙型脑炎

74. 预防接种异常反应及处理原则有哪些？

常见的预防接种异常反应有过敏反应、无菌性脓肿、热性惊厥、多发性神经炎及脑炎和脑膜炎。

（1）过敏反应　受同一种抗原（过敏原）再次刺激后出现的一种免疫病理反应，可引起组织器官损伤或生理功能紊乱，临床表现为多样化，轻者一过即愈，重者救治不及时或措施不当可危及生命。是最常见的预防接种异常反应，包括局部过敏、过敏性休克、过敏性皮疹、过敏性紫癜、血管性水肿等。处理原则：①支持疗法，如卧床休息、饮食富于营养，保持适宜冷暖环境。②给予肾上腺素治疗。③抗过敏治疗。④其他对症治疗。

（2）无菌性脓肿　注射局部先有较大红晕，2～3 周后接种部位出现大小不等的硬结、肿胀、疼痛。炎症表现并不剧烈，可持续数周至数月。处理原则：①用热毛巾热敷，促进吸收。②未破溃前切忌切开排脓，可用消毒注射器抽取脓液。③已破溃者需切开排脓，必要时进行扩创，清除坏死组织并进行外科处理。④继发感染加用抗生素等药物治疗。

（3）热性惊厥　先发热，后有惊厥，体温一般在 38℃以上。惊厥多数只发生一次，发作时持续数分钟，发生时间一般为发热开始 12 小时之内、体温骤升之时。无中枢神经系统病变，预后良好，不留后遗症。处理原则：①静卧于软床之上，防咬伤舌头，保持呼吸道通畅，必要时给氧。②止痉，紧急情况下也可针刺人中。③可用物理降温和药物治疗退热。

（4）多发性神经炎　表现为对称性的迅速上行性多发性神经炎，一般接种疫苗 1～2 周发病。通常开始为足部和小腿部肌肉无力和刺激性感觉异常，几日内逐渐累及躯干、臂部和头颈肌肉。预后良好，大部分病人完全或几乎完全恢复正常功能。处理原则：①支持疗法，应用葡萄糖、维生素 C 等静脉注射。②应用激素治疗。③如有呼吸困难，使用人工呼吸机、气管插管，保持呼吸道通畅。④其他对症治疗。

（5）脑炎和脑膜炎　一般接种 15 天内发生，常伴有发热、头痛、呕吐、烦躁不安、惊厥、嗜睡、昏迷。如有脑膜炎者，查体可有颈项强直、克氏征和布氏征等脑膜刺激症状。处理原则：

①抗病毒治疗。②控制高热与惊厥。③维持体液与电解质平衡。④积极控制脑水肿。

75. 为什么勤洗手是预防传染病的措施？

正确洗手是个人卫生的基础，保持手部清洁卫生是降低腹泻等肠道传染病和肺炎等呼吸道传染病患病风险的最有效和最廉价方法之一。在日常生活中，如果忽视手部卫生，将导致腹泻、流感、手足口病、沙眼等疾病传播的几率大大增加。

正确洗手步骤：用水打湿双手，涂上适量洗手液或香皂、肥皂；五指并拢，掌心相对相互揉搓，洗净手掌；手指相交，掌心对手背进行揉搓，洗净手背；手指相交，掌心对掌心进行揉搓，洗净指缝；双手轻合成空拳，相互揉搓，洗净指背；一手握住另一只手的大拇指，旋转揉搓，洗净大拇指；一手五指指尖并拢，在另一只手的掌心揉搓，洗净指尖；用流动的清水将手冲干净；用干净的毛巾或纸巾将手擦干，或自然晾干。

以下几种情况需要洗手：在接触眼睛、鼻子及嘴前；吃东西及处理食物前；上厕所后；当手接触到呼吸道分泌物污染时，如打喷嚏、咳嗽和鼻涕后；护理病人后；触摸过公共设施，如电梯扶手、升降机按钮及门柄后，接触动物和家禽后；外出回家后。

洗手注意事项：当您洗手时最好用流动的水，如有的地区不具备条件，可用水盆洗，与上述六步骤相同，只是最后需换一盆清水将双手冲洗干净；洗手时用肥皂揉搓双手至少 20 秒，全部的洗手时间至少约需 30 秒，才能达到有效的清洁。

76. 环境化学性污染的健康危害有哪些？

（1）急性危害　化学污染物在短时间内大量进入环境，可使暴露人群在短时间内出现不良反应，急性中毒甚至死亡。氯、氨、二氧化硫、一氧化碳、硫化氢、甲烷等气体和农药、砷化物等随着废气、废水大量排放，引起人、畜的急性中毒。

（2）慢性危害　环境中化学污染物长时间、低浓度反复作用于机体产生的慢性危害，表现为：①慢性疾患。如大气污染物长期作用与慢性阻塞性肺部疾病有关。②持续性蓄积危害。铅、汞、镉等重金属以及脂溶性强难降解的多氯联苯等有机化合物，可长期贮存在组织器官中，对机体造成损害或对下一代的健康产生危害。③非特异性影响。如机体抵抗力减弱，健康状况下降，非特异性疾病多发。

（3）致癌作用　常见的环境化学致癌物有苯并［a］芘、煤焦油、沥青、石棉、联苯胺、铬和铬化物、镍和镍化物、砷及砷化物、苯、氯乙烯等。

（4）致畸作用　已经证实许多药物和环境化学物对人类有致畸作用，如甲基汞、环磷酰胺、己烯雌酚、促雄性激素、多氯联苯、碘化物、甲苯等。

（5）致突变作用　许多研究表明突变可能是致癌和致畸的重要原因。环境中有许多因素能诱发突变，如甲醛、砷化物、亚硝酸盐、N-亚硝基化合物、电离辐射、某些病毒、黄曲霉毒素等。

（6）免疫毒性　抑制免疫功能，如多环芳烃类化合物、金属类毒物、某些农药、某些药物、电离辐射等；引起变态反应；引起自身免疫反应，如氯乙烯、某些药物、食品添加剂等。

（7）环境内分泌干扰物　指具有类似激素作用、干扰内分泌功能，从而对机体或后代引起有损健康效应的一类外源性物质。目前认为环境内分泌干扰物与生殖障碍、出生缺陷、发育异常、代谢紊乱以及某些癌症的发生发展有关。

77. 为什么要经常开窗通风保持室内空气流通？

经常打开门窗自然通风，改善室内空气质量，调节室内微小气候，可有效降低室内空气中微生物的数量与密度，减少人与病原体接触机会，是简单、有效地室内空气消毒方法。

保持室内清洁卫生，经常开门窗通风换气，每日至少 3 次，每次 15～20 分钟。室外温度较低时要避免穿堂风，注意保暖。儿童、老人、体弱者和慢性病患者在呼吸道疾病流行期间，应尽量少去人口密集、空气不流畅的公共场所，必要时需要戴口罩。

78. 水质不良的危害有哪些？

（1）介水传染病　介水传染病是指通过饮用或接触受病原体污染的水，或食用被这种水污染的食物而传播的疾病。介水传染病的病原体是细菌、病毒、原虫。他们来自人畜粪便、生活污水、医院以及畜牧屠宰、皮革和食品工业废水。介水传染病发生的原因主要是：水源受病原体污染后，未经妥善处理和消毒即供居民饮用；处理后的饮用水，在输配水和贮水过程中，由于管道泄漏，出现负压，重新被病原体污染，称为二次污染。

（2）化学性中毒

氰化物：主要来自于炼焦、电镀、选矿、化工及合成纤维等工业排放的废水。氰化物急性和慢性中毒主要表现为中枢神经系统症状。氰化物在体内酶的作用下可转变成硫氰酸盐，后者能抑制甲状腺聚集碘功能，影响甲状腺激素的合成。

硝酸盐：水中硝酸盐主要来自生活污水和工业废水、施肥后的径流和渗透，以及大气中的硝酸盐沉淀、土壤中含氮有机物的降解等。硝酸盐在体内外被还原成亚硝酸盐，后者可使血红蛋白氧化成高铁血红蛋白，发生急性中毒；还可以转变成 N-亚硝基化合物，具有致癌作用。

酚类化合物：酚类化合物主要来自于粪便污染和工业废水，如焦化厂、煤气发生站及化工、造纸、纺织印染厂等排出的废水。酚类化合物急性中毒可出现腹泻、口腔炎、黑尿等，慢性危害表现为记忆力减退、头昏、失眠、贫血、皮疹等。酚类污染水体后，可使水出现异味、异臭等。

水体中受到镉、汞、铬、铅等金属的污染，都可以引起急性、慢性及远期危害。

（3）其他危害　饮水氯化消毒的同时，会产生一系列氯化消毒副产品，动物实验证明这些副产品具有致突变和（或）致癌作用，有的还有致畸性和（或）神经毒性；水中受含氮、磷的生活污水污染，可造成湖泊等的富营养化，大量藻类繁殖，水质恶化；高层二次供水的水质污染，可使饮用者感到恶心、呕吐、腹胀，严重的甚至发生介水肠道传染病或慢性危害；许多内分泌干扰物排放到水环境、造成饮用水中内分泌干扰物的污染，其健康危害不容忽视；天然水环境中某些元素含量过高或过低可引起地方性疾病。

79. 怎样做到注意饮食卫生不吃不洁或半生食物？

肠道传染病的病原体通过粪便排出体外，污染水和食物，如果进食受到污染的食物或饮用受到污染的水就容易感染疾病。

饮用煮开过的水或经过消毒处理过的水。

不购买没有正规标识、过期的或包装破损的食品。

生熟食物要分开处理，不用同一案板和刀具，以免交叉污染。

食物储藏应防虫防尘，不用报纸、不洁的纸张包裹食物。

不吃不洁或半生食物，生吃瓜果要彻底洗净。

冰箱储存的熟食品要彻底加热才能食用。

烹调食物前、饭前都要洗手。

80. 怎样合理使用抗生素？

抗生素是治疗细菌感染性疾病的有效药物，滥用抗生素会使细菌产生抗药性。

滥用抗生素对人体有如下危害：诱发细菌耐药；损害人体器官；破坏体内菌群平衡，导致二重感染。一定要请医生诊断明确，切勿因是小病小痛而擅自购买和服用抗生素，造成病情延误或不良反应发生。服用抗生素必须按照医生处方，按时定量，切忌时断时续服用。凡是口服药可以收到的效果就不要注射，能够肌肉注射的就不要静脉注射。用药后要随时注意观察、体验病情的变化，及时反馈各种异常情况，对出现严重不良反应的要及时停药或就诊。感冒发热时不要随意使用抗菌药，不是所有的发热都是由细菌引起的。不能认为越是新的、贵的抗菌药物疗效越好，每一种抗菌药都有各自的适应症。不要随意应用抗菌药物预防感染。

81. 如何提高安全用药意识避免药物依赖?

做到合理用药，即：正确的药品、正确的剂量、正确的给药时间、正确的给药途径、给予正确的病人。用药时要遵医嘱，不要自己随便的选药、停药。不要盲目的听信广告用药，有些广告是误导的。贵的药不一定是适合你的药。中药也有副作用。学会看药品说明书，要看适应症是什么，不良反应是什么，药品应该怎样保管。定期清理小药箱。

预防药物依赖：药物依赖又称药物成瘾，表现为离不开这种药物，不吃就难受，并感觉周身各种不适，只有服用这种药才自感舒服。容易成瘾的药物，最常见的是两类，一类是麻醉镇痛药，如吗啡、杜冷丁等。另一类是催眠和抗焦虑药，如速可眠、阿米妥和各种安定类药物（安定、安宁、利眠宁、硝基安定、舒乐安定、氯硝安定等）

对于有成瘾性的药物，只有在有充分的理由、充分的把握确定该病对这一治疗方法反应良好时才使用，而且必须由医生开处方到正规医院取药，使用这些药物只能用其所需的最短时间，减少依赖药的服用剂量，应当逐渐减量，使身体逐步适应，切忌大幅度削减用量或完全停药，否则由于身体无法耐受二出现戒断症状，造成一定危险。各种心理障碍和神经症患者，对于自己的焦虑和失眠等症状，不可一味的追求药物，而应设法祛除病因心理疏导、调节生活、体育锻炼、物理治疗等均大为有益。药物依赖严重者很难自行戒除，应在住院条件下积极治疗，争取早日戒除。

82. 不良心理的危害有哪些？

一般引起人产生损失感、威胁感和不安全感的心理刺激最易致病。人的心理活动通常与某种情绪活动相关联，如愤怒、恐惧、焦虑、忧愁、悲伤、痛苦等，虽然是适应环境的一种必要反应，但强度过大或时间过久，都会使人的心理活动失去平衡，导致神经系统功能失调，对健康产生不良影响。如果这些消极情绪反复出现，引起长期或过度的精神紧张，还可产生如神经功能紊乱、内分泌失调、血压持续升高等病变，从而导致某些器官、系统的病变。

心脏病患者情绪紧张时可出现心律失常，如阵发性房性心动过速、房性或室性早搏。紧张情绪可导致兴奋亢进的交感神经末梢释放大量的去甲肾上腺素，同时肾上腺髓质分泌肾上腺素进入血流，动员储存的脂肪，使血中的脂质增加，当这些游离的脂肪酸不能被肌肉活动所消耗，就可能导致动脉硬化。

心理应激还能引起胃肠分泌增加。愤怒、激动、焦虑、恐惧都能使胃液分泌和酸度升高，而抑郁、悲伤则可使胃液分泌减少和胃肠蠕动减慢，长期的焦虑还可使充血的胃黏膜糜烂。

在支气管哮喘疾患中，心理因素其重要作用者占 30%。有支气管痉挛素质、易产生 IgE 抗体者，哮喘易被促发。哮喘的病程可因心理因素而改变。有些儿童的哮喘只在家中发作，在学校则不发作，甚至在两种场合都接触同样的致敏原也是如此。说明心理因素起着重要作用，甚至有些哮喘患者可由条件反射而引起哮喘发作。

流行病学调查表明，伴有心理上的损失感的刺激，对健康的危害最大。根据对居丧的903名男女长达6年的追踪观察，发现居丧第一年的死亡率高达12%，第二年为7%，第三年为3%，而对照组分别只有1%、3%和2%。另一调查表明，中年丧偶者更严重，比较他们与同年龄组的死因，以8种疾病差异最为显著。脑血管病为对照组的6.2倍，冠心病4.6倍，非风湿性心脏病3.4倍，高血压性心脏病8.2倍，全身动脉硬化7.1倍，肺结核7.8倍，肺炎和流感5.5倍。其他如恶性肿瘤、糖尿病等疾病的比例也很高。

三、慢性病防治

83. 什么是疾病的三级预防策略？

人的健康出现问题，是一个从接触危险因素，机体内病理变化从小到大，最后导致临床疾病发生和发展的过程。根据疾病发生发展过程以及健康决定因素的特点，将疾病预防分为三级预防。

第一级预防，又称病因预防，是通过采取措施消除致病因素对机体危害的影响，或提高机体的抵抗力来预防疾病的发生。在第一级预防中，如果在疾病的致病因子还没有进入环境之前就采取预防性措施，则称根本性预防。如为了保障人民健康，从国家角度以法令的形式，颁发了一系列的法律或条例，预防有害因素进入国民的生活环境。

第一级预防包括针对个体的措施和针对整个公众的措施。针对健康个体的措施有：①个人的健康教育，注意合理营养和体格锻炼，培养良好的行为生活方式；②有组织的进行预防接种，提高人群免疫力，预防疾病；③做好婚前检查和禁止近亲结婚，预防遗传病；④做好妊娠和儿童期的卫生保健；⑤某些疾病的高危个体服用药物来预防疾病的发生，即化学预防。针对公众健康所采取的社会和环境措施，如制定和执行各种与健康有关的法律和规章制度，有益于健康的公共政策，利用各种媒体开展的公共健康教育，防止致病因素危害公众的健康，提高公众健康意识和自控能力。如清洁安全饮用水的提供，针对大气、土壤、水源的环境保护措施，食品安全，公众体育场所的修建，公共场所禁止吸烟等。

第二级预防，在疾病的临床前期做好早期发现、早期诊断、早期治疗的“三早”预防工作，以控制疾病的发展和恶化。如子宫颈癌从原位癌发展到浸润癌可长达十几年，一般 5～8 年，诊断越早，愈后越好。早期发现的具体方法主要是普查、筛查、定期健康检查。对于传染病除了“三早”外，尚需做到疫情早报告及病人早隔离，即“五早”。

第三级预防，对已患某些病者，采取及时有效的治疗措施，终止疾病的发展，防止病情恶化，预防并发症和伤残；对已丧失劳动力或残疾者，主要促使功能恢复、心理康复，进行家庭护理指导，使病人尽早恢复生活和劳动能力，能参加社会活动并延长寿命。

84. 什么是高血压？

高血压或血压升高只是一个人为确定值，这一数值随着对血压升高与心血管疾病发生的危险性的认识不断地变化。1999 年世界卫生组织国际高血压联盟（WHO/ISH）给出了高血压界定标准，将高血压分为四类三级（表 12，表 13）。

表 12　WHO/ISH 对高血压的定义与分级（1999）

血压分类	收缩压（毫米汞柱）	舒张压（毫米汞柱）
正常血压	＜120	＜80
正常高值	130～139	85～89
高血压	≥140	≥90
1 级高血压（轻度）	140～159	90～99
2 级高血压（中度）	160～179	100～109
3 级高血压（重度）	≥180	≥110
单纯收缩期高血压	≥140	＜90

注：(1) 本表摘自 2005 年《中国高血压防治指南》。

(2) 如果患者的收缩压和舒张压处于不同类时，则取较高的类型。

(3) 单纯性收缩期高血压也可按收缩压水平 1、2、3 分级。

表 13　美国高血压联合委员会（JNC）对高血压的分类

血压分类	收缩压（毫米汞柱）	舒张压（毫米汞柱）
正常	<120	<80
高血压前期	120～139	80～89
1 期高血压	140～159	90～99
2 期高血压	≥160	≥100

对于 40～70 岁的成年人来说，从 115/75 毫米汞柱开始到 185/115 毫米汞柱范围内，收缩压每增加 20 毫米汞柱，或舒张压每增加 10 毫米汞柱，发生心脑血管疾病的风险就增加一倍。绝大部分心脑血管疾病是发生在血压水平位于中等偏高者，而不是重度高血压患者中。

85. 怎样正确测量血压及检出高血压？

（1）血压测量标准方法

①选择符合标准的水银式血压计或符合国际标准（BHS 和 AAMI）电子血压计进行测量。

②袖带的大小适合患者的上臂臂围，至少覆盖上臂臂围的 2/3。

③被测量者测量前一小时内应避免进行剧烈运动、进食、喝含咖啡的饮料、吸烟、服用影响血压的药物，精神放松，排空膀胱，至少安静休息 5 分钟。

④被测者应坐于有靠背的座椅上。裸露右上臂，上臂及血压计与心脏处于同一水平。老年人、糖尿病患者及出现体位性低血压情况者，应加测站立位血压。

⑤将袖带紧贴缚在被测者上臂，袖带下缘应在肘弯上 2.5 厘米，将听诊器胸件置于肘窝肱动脉处。

⑥在放气过程中仔细听取柯式音，观察柯式音第Ⅰ时相（第一音）和第Ⅴ时相（消失音）。收缩压读取柯式音第Ⅰ时相，舒张压读取第Ⅴ时相（消失音）。12岁以下儿童、妊娠妇女、严重贫血、甲状腺功能亢进、主动脉瓣关闭不全及柯式音不消失者，以柯式音第Ⅳ时相（变音）作为舒张压读取。

⑦确定血压读数，所有读数均以水银柱凸面的顶端为准，读数应取偶数（0、2、4、6、8）。电子血压计以显示数据为准。

⑧应相隔1～2分钟重复测量，取两次读数平均值记录。如果收缩压或舒张压的读数相差5mm/Hg以上，应再次测量，以3次读数平均值作为测量结果。

⑨自我测量血压，简称自测血压，是指受测者在诊所外的其他环境所测血压。自测血压可获取日常生活状态下的血压信息。在排除单纯性诊所高血压（即白大衣性高血压）、增强患者诊治的主动参与性、改善患者治疗依从性等方面具有独特的优点，现已作为诊所测量血压的重要补充，但对于精神焦虑或根据血压读数常自行改变治疗方案的患者，不建议自测血压。

推荐使用符合国际标准的（BHS、ESH和AAMI）上臂式全自动或半自动电子血压计。一般而言自测血压低于诊所血压值。正常上限参考值为135/85毫米汞柱。医护人员应指导患者自测血压，告诉他们测压的方法和注意事项。

（2）高血压的检出

①全科医生在诊疗过程中发现血压增高者，应进一步检查确诊。

②利用各种公共场所，如老年活动站、单位医务室、居委会、血压测量站等，随时测量血压。如发现血压增高，应建议进一步检查。

③在各级医疗机构门诊对35岁以上的首诊患者应测量血压。

④高危人群筛查。

⑤健康体检筛查。通过各类从业人员体检，单位及个人健康

体检等测量血压，如发现血压增高者，应建议进一步检查确诊。

另外，建立健康档案、进行基线调查、高血压筛查、义诊等进行血压测量，发现血压增高者，应进一步检查。

86. 高血压病人怎样进行健康管理？

（1）总体策略　按高血压病人心脑血管疾病的危险度分层进行管理，即先评估高血压病人总体危险度（表 14）判断病人是处于“低度危险”“中度危险”“高度危险”，还是“极度危险”，进行管理。

①对有高血压以及其他危险因素或存在疾病的病人（高危和极度危险人群）立即进行药物治疗。

②对中度危险人群，用几个月时间监测血压和其他危险因素以获得更多的信息，然后决定是否开始药物治疗。

③对低危人群，用相当长的一段时间观察病人，然后决定是否开始药物治疗。

具体策略包括调整生活方式、药物治疗、加强病人对血压的自我管理、提高病人的坚持治疗率。

表 14　高血压病人发生心脑血管疾病危险分层

其他危险因素及疾病史	血压（毫米汞柱）		
	Ⅰ级高血压（轻度）	Ⅱ级高血压（中度）	Ⅲ级高血压（重度）
Ⅰ. 没有其他危险因素	低度危险	中度危险	高度危险
Ⅱ. 1～2 个危险因素	中度危险	中度危险	极度危险
Ⅲ. 3 个或更多危险因素或 TOD 或糖尿病	高度危险	高度危险	极度危险
Ⅳ. 高血压相关临床疾病	极度危险	极度危险	极度危险

（2）调整生活方式　健康的生活方式对于高血压的预防和管理同等重要，是药物所不能替代的，可以降压、增加药物的疗效、减少用药量及减少心脑血管疾病风险，所以应该对包括那些需要药物治疗的患者在内的全部患者实施生活方式调整。这些调整包括降低体重、戒烟限酒、平衡膳食（富含钾、钙，限制钠盐）、增加体力活动。生活方式调整的具体要求及降压效果见表 15。

表 15　生活方式调整的具体要求及降压效果

调整内容	推荐目标	血压（毫米汞柱）
减重	保持正常体重	体重每下降 10 千克，可降低收缩压5～20毫米汞柱
健康膳食	低脂饮食，富含水果蔬菜	降低收缩压 8～14 毫米汞柱
限盐	每天少于 6 克氯化钠	降低收缩压 2～8 毫米汞柱
活动	有氧运动，每天至少 30 分钟	降低收缩压 4～9 毫米汞柱
限酒	每天少于低危饮酒标准	降低收缩压 2～4 毫米汞柱

（3）药物治疗

①最初治疗时药物剂量要小，从最低的有效剂量开始，以降低不良反应。如果对单个药物低剂量反应良好，但血压仍未控制，只要病人能耐受，可增加相同药物的剂量。

②恰当的联合用药可使降压达到最大的效果而不良反应最小，通常是小剂量增加第二种药物，而不是增加原先药物的剂量。允许第一和第二种药物都在小剂量范围使用，这样更能避免不良反应。在这种情况下，可以从固定的小剂量联合药物中获益。有效治疗高血压的药物组合有：利尿药和 β—阻滞剂；利尿药和 ACE 拮抗剂（或血管紧张素 II 拮抗剂；钙拮抗剂和 β—阻滞剂；钙拮抗剂和 ACE 抑制剂以及 α—阻滞剂和 β—阻滞剂。

③如果对第一种类型药物效果不好或耐受性差，则应选择改

用不同种类的药物，而不是选择增加原药物的剂量或添加同一种类的第二种药物。

④用药效持续 24 小时的长效药物每天一次，这种药物的好处在于有助于坚持用药和减少血压的波动，从而平缓地控制血压，最大限度地减少心血管病发生和靶器官损害。

(4) 高血压的自我管理　高血压自我管理的具体任务包括定期测量血压、戒烟、减肥、规律的体育锻炼、合理膳食、紧张的调节以及按医嘱服药等。

87. 什么是血脂异常?

血脂异常包括血清总胆固醇（TC）、甘油三酯（TG）、低密度脂蛋白胆固醇（LDL－C）增加，高密度脂蛋白胆固醇（HDL－C)减少等多种变化，预防和管理血脂异常也是防治主要慢性病的重要内容。

(1) 血脂异常的标准　血脂异常的诊断依据是血脂测定结果。一般认为血浆 TC 大于 5.2 毫摩尔/升，可确定为高胆固醇血症，血浆 TG 浓度大于 1.7 毫摩尔/升，为高甘油三酯血症。HDL－C 水平低于 0.9 毫摩尔/升，可定为低 HDL 胆固醇血症。LDL－C 的正常范围应在＜3.12 毫摩尔/升（120 毫克/分升），＞3.46毫摩尔/升　(140 毫克/分升）为升高。表 16 是美国成人胆固醇教育计划确定的界定血脂异常的标准。

表 16　美国成人胆固醇教育计划确定的界定血脂异常标准

LDC－C		
＜100　理想		
100～120	接近理想	越低越好
130～159	偏高	
160～189	高	

（续）

≥190	很高	
TC		
<200	理想	
200～239	偏高	越低越好
≥240	高	
HDL－C		
<40	低	越高越好
≥60	高	
TG		
<150	正常	
150～199	接近正常	越低越好
200～499	高	
≥500	很高	

（2）血脂异常的危害　血脂异常被公认为冠心病及其他大血管粥样硬化的危险因素。许多研究都证实血清总胆固醇升高，能够增加冠心病及急性心肌梗死的发病率和死亡率。美国多种危险因素干预研究和国内一些流行病学研究证实血清 TC 浓度、LDC－C 浓度越高，则发生冠心病的危险性也越高，两者均与冠心病的发生呈正相关。同时也有研究证实血清 HDL－C　的浓度与冠心病的发生呈负相关。此外，严重的高 TG 血症可导致肥胖、肝脾肿大及皮肤黄色瘤的发生。

88. 冠心病发生的主要危险因素有哪些？

（1）高血压　高血压是冠心病发生的重要因素，无论是收缩压还是舒张压增高，发生冠心病的危险性都随之增高。血压愈高，动脉粥样硬化程度越严重，发生冠心病或心肌梗死的可能性也明显增高。美国一项研究表明，血压超过 160/90 毫米汞柱者，比血压在该水平以下的冠心病患病率高 2.3 倍；开始患高血压年龄越早，以后患冠心病的危险性越大；舒张压超过 94 毫米汞柱者，患冠心病的危险性比正常血压者高 3.6 倍。

（2）高血脂和高胆固醇（TC）血症　人群血清总胆固醇水平与冠心病发病率成正比，高胆固醇血症患者发生冠心病的机会是正常胆固醇的 5 倍。胆固醇在体内可形成脂蛋白，其中低密度脂蛋白胆固醇（LDC—C）为粥样斑块中胆固醇的主要来源，高密度脂蛋白（HDL—C）与冠心病的发生呈负相关。因此，当 TC/HDL—C 大于 4.4 时，冠心病发生的危险性明显增高。

（3）超重与肥胖　超标准体重的肥胖是冠心病的易患因素，体重增加 10%，血压平均增加 6.5 毫米汞柱，血清胆固醇平均增加 18.5 毫克。35～44 岁男性体重增加 10%，冠心病危险性增加 38%。体重增加 20%，冠心病危险性增加 86%。

（4）糖尿病　冠心病是糖尿病患者最常见的并发症，有糖尿病的高血压患者，患冠心病的机会较无糖尿病的患者高一倍。

（5）生活方式

吸烟：烟草中的有害物质可刺激血管收缩，使血管内膜受损，亦可引起冠状动脉痉挛，诱发心绞痛和心肌梗塞。一氧化碳造成的缺氧，使血管内皮受损，促进动脉粥样硬化的形成。

饮食：冠心病高发地区人们的饮食中往往富于脂肪，尤其是肉和乳制品。植物油和鱼，富含不饱和脂肪酸，有降低血脂、甘油三酯和低密度脂蛋白水平的作用。膳食纤维又有降低血脂的作用。

体力活动：在一些脑力和注意力高度集中的人，冠心病危险度增加。缺乏体力活动的人患冠心病的相对危险度是正常活动量者的 1.5～2.4 倍，且与冠心病的危险性呈等级相关。

（6）水的硬度及微量元素含量　饮用水水质的硬度与冠心病亦有一定的关系。硬度是指溶于水中钙、镁盐类的总含量。水的硬度与心血管疾病死亡率呈负相关。钾、氯、硒、铬、锰、锌等微量元素的存在也可能有利于脂质和糖的代谢，而钙、镁离子对维持心肌正常代谢有重要作用，铅、钴、镉等元素有可能促进动脉粥样硬化的作用。

（7）多种危险因素的联合作用　冠心病是多种因素引起的，联合危险因素越多，动脉粥样硬化或发生合并症的可能性越大。研究提示具有三种主要危险因素的个体（血清胆固醇≥6.46 毫摩尔/升，舒张压≥90 毫米汞柱，有吸烟史），冠心病患病率与完全没有这三种因素的人高 8 倍，比具有两种危险因素者高 4 倍。

其他如家族史、精神紧张、忧虑、时间紧迫感等均可使血脂增高，冠心病发生率增加。

89. 脑卒中发生的主要危险因素有哪些？

（1）高血压　无论是收缩压或舒张压的升高，对脑卒中的危险性都是呈直线上升的关系，人群脑卒中的发病率随收缩压及舒张压的升高而升高。脑卒中的发病率随年龄的增高而增高。脑卒中的发病危险性与血压增高的水平相关。脑卒中的发病率、患病率地理分布与高血压的地理分布相一致。在有心脏异常如风湿性心脏病、心肌梗塞、心律失常等患者，兼有高血压时，其脑卒中的危险性更为增加。有计划地推广抗高血压疗法与脑卒中死亡率、发病率下降有关。

（2）糖尿病　糖尿病主要是缺血性脑卒中的危险因素。

（3）高胆固醇和高脂血症　高血脂对脑血管的危险性不如冠心病那样明显，但高血脂与低密度脂蛋白浓度同时升高，对缺血性脑卒中是最危险因素，尤其对年轻男性更重要。

（4）短暂性缺血性发作（TIA）　多数学者认为 TIA 是各型脑卒中特别是缺血性脑卒中的危险因素。大约 30%完全性脑卒中患者，以前有 TIA 病史，约 1/3 的 TIA 患者迟早要发展或再发完全卒中。

（5）肥胖　体重的变化常与血压的变化有关，超过标准体重 20％以上肥胖者，患高血压、糖尿病和冠心病的危险性明显增加，而高血压及冠心病又是脑卒中的重要危险因素，可以认为，肥胖是脑卒中的间接危险因素。

（6）吸烟和饮酒　吸烟量大的男性发生脑卒中的危险性几乎是非吸烟的 3 倍，吸烟与脑梗塞呈剂量－反应关系。鼓励戒烟是减少脑卒中危险的措施之一。无论是急性醉酒还是慢性酒精中毒。对脑卒中是重要危险因素。

另外，季节与气候也与脑卒中发生有关，气温低的地区脑卒中患病率增高。脑卒中发生还与饮食、药物及家族遗传史等因素有关，有人认为饮用软水发生脑梗塞的危险性增加，而硬水可能有助于钠的排出而防止高血压，减少脑卒中的发生；家族中有死于脑血管病或有高血压者，对脑卒中也是一个明显的危险因素。

90. 如何预防与控制脑卒中和冠心病？

国内外群体防治心、脑血管疾病的经验表明，降低人群血压水平，对预防心、脑血管疾病具有重要意义。在防治心、脑血管疾病的同时，必须有计划地在人群中重点进行心、脑血管疾病主要危险因素之一高血压的防治。

（1）限制盐的摄入量　盐摄入量较高的地区，高血压患病率也高。据 WHO 资料，人群中每日食盐平均减少 5 克，则舒张压平均下降 4 毫米汞柱，在限盐的同时，增加钾的摄入量，每日食盐 3～5 克为宜，是预防高血压的重要措施之一。

（2）劝阻吸烟和限制饮酒　为预防心、脑血管疾病，最好不抽烟、不饮酒。冠状动脉和主动脉硬化症在吸烟者比非吸烟者严重广泛，且病变的程度与吸烟量有密切的关系。有酗酒习惯的人要戒酒或减少饮酒量，每天饮酒量不宜超过 50 克白酒，以防血清脂蛋白增多。

(3) 加强体育锻炼　经常性参加适当的体育活动，对控制体重、增强心血管功能、减轻体重均有极大好处。

(4) 膳食预防　合理膳食是防治心、脑血管疾病的关键。根据 WHO 专家委员会的推荐，宜采用预防性食谱，其基本原则为：①避免体重过重，若有超重，应减少能量摄入和增加能量消耗。②碳水化合物和“天然形成”的糖类的摄入占总能量摄入量的 48%。③控制精制糖或经过加工的糖类的摄入，使其占总能量的 10%。④控制总脂肪摄入量，使其占总能量的 30%。⑤控制饱和脂肪酸摄入量，使占总能量的 10%，使多不饱和脂肪酸和单不饱和脂肪酸平衡，各占总能量的 10%。⑥控制胆固醇摄入量至每天 300 毫克。⑦控制盐的摄入量，每天小于 6 克。

上述内容归纳为“忌烟酒、少食盐、合理膳食、加强锻炼”，具体应注意下列几点：①以素食为主，宜多食豆类及制品，不仅蛋白质含量多且质量高。豆油中不饱和脂肪酸多，还含有卵磷脂，有利于胆固醇的运转。②少量多餐，以易于消化和清淡的食物为主，且以早、中餐为主，避免晚餐过饱。③适量饮用茶水，可以利尿，且其中茶碱鞣酸可以吸附脂肪及具有收敛作用，减少脂肪的吸收。④以豆类或含硫氨基酸高的蛋白质为主，使其占总热量的 15%左右，以降低血压和减少脑卒中发生的机会。⑤蔬菜、水果是维生素、无机盐和纤维素的良好来源，还有利于降低体重。预防心、脑血管疾病，应从儿童期就注意合理膳食。

91. 怎样防治慢性阻塞性肺部疾病？

慢性阻塞性肺部疾病（COPD）主要包括慢性阻塞性支气管炎和慢性阻塞性肺气肿，支气管哮喘晚期气流受限也属于慢性阻塞性肺部疾病。在我国，慢性阻塞性肺部疾病是肺心病的主要基础疾病，患者最终死于呼吸衰竭和肺源性疾病。由COPD造成的死亡占农村居民死亡的第一位。

(1) 慢性阻塞性肺部疾病的危险因素

吸烟：吸烟是引起COPD最主要的危险因素，吸烟可以增加气道阻力，造成气道阻塞性损害，使肺通气功能下降，而且吸烟越多、烟龄越长、气道损害的程度越重。

空气污染：流行病学资料表明，空气污染使呼吸系统疾病发病率增高。职业或环境中的有机/无机粉尘、烟尘等是支气管的慢性刺激物，而家务劳动时厨房的煤烟、石油液化气及烹调的烟雾和喷洒的杀虫剂、除臭剂等亦是不能被忽略的常见诱因之一。

反复感染：童年时期频发呼吸系统感染是COPD的危险因素之一。我国80%的慢性支气管炎起因于上呼吸道感染，并因上呼吸道感染而复发，加重病情及增加COPD的死亡率。

遗传因素：α_1一抗胰蛋白酶缺乏是目前唯一被证实与COPD相关的遗传因素。

其他如特异体质、气道高反应性、过敏史、气候因素（高原寒湿、温差大）、饮食中的维生素缺乏、ABO血型中的A等位基因及社会经济状况等对COPD的发病有一定影响。

(2) 慢性阻塞性肺部疾病的预防与控制

第一级预防：加强COPD的健康教育，劝告人们改变不良的行为和生活方式，以达到减少COPD危险因素的目的。戒烟是最有效、成本效益最佳的降低发生COPD风险并延缓其进展的干预措施。同时，要消除大气污染，加强职业性危害因素的控制与管理，注意改善室内居住条件，减少室内空气污染。平时注意加强耐寒锻炼和运动，以增强体质。

第二级预防：早发现、早诊断并积极治疗早期COPD防治的关键。

第三级预防：指导COPD患者积极防治上呼吸道感染，对易感者注射流感疫苗，避免与呼吸道感染者接触，提高抗病能力和预防复发。通过综合治疗，达到延缓疾病的进展、提高自理能力、改善生命质量和延长寿命的目的。

92. 什么是糖尿病?

糖尿病是由多种病因引起的以慢性高血糖为特征的代谢紊乱。高血糖是由于胰岛素分泌或作用的缺陷，或者两者同时存在而引起。除碳水化合物外，尚有蛋白质、脂肪代谢异常。久病可引起多系统损害，导致眼、肾、神经、心脏、血管等组织的慢性进行性病变，引起功能缺陷及衰竭。病情严重或应激时可发生急性代谢紊乱如酮症酸中毒、高渗性昏迷等。目前主要将糖尿病分为四大类型，即1型糖尿病、2型糖尿病、其他特殊类型和妊娠期糖尿病。

（1）1型糖尿病　这一类型的患者具有胰岛细胞破坏、引起胰岛素绝对缺乏，呈酮症酸中毒倾向，包含免疫介导糖尿病和特发性糖尿病两种亚型。

免疫介导糖尿病：这一类型一些患者，特别是儿童及青少年，可以以酮症酸中毒作为疾病的首发表现。而其他一些患者仅有轻度的空腹高血糖，但在感染或其他应激情况下迅速恶化，发展为严重高血糖，甚至发生酮症酸中毒。在另一些患者（多为成年人）可以多年内不发生酮症酸中毒，大多数患者需要依赖胰岛素治疗才能生存。

特发性糖尿病：这一类患者较少，频发酮症酸中毒，主要来自非洲或亚洲某些种族，遗传性强。

（2）2型糖尿病　多数患者为肥胖者，肥胖本身可引起不同程度的胰岛素抵抗。有些患者虽然用传统的体重标准方法去衡量不能定为肥胖，但可能存在着脂肪分布异常，例如腹部或内脏脂肪分布增加。本型患者很少自发性发生酮症酸中毒，但在应急情况下如感染等，可诱发酮症酸中毒。由于高血糖发展缓慢，许多患者早期因无典型症状，未能引起足够的注意，多年未能诊断为糖尿病，却有发生大血管病变和微血管病变的危险性。这一类型糖尿病的危险性随着年龄、肥胖以及缺乏体力活动而增长。在以往有妊娠期糖尿病的妇女及有高血压和血脂紊乱的患者中更容易发生。在不同人种/种族之间，其患病率有很大差异。2 型糖尿病的遗传易感性较 1 型强，且更为复杂。

（3）其他特殊类型糖尿病　目前已知一些类型的糖尿病与 B 细胞功能中的单基因缺陷相关联，有代表性的是青年人中的成年发病型糖尿病。遗传因素引起胰岛素作用异常导致糖尿病的发生。胰腺外分泌疾病、一系列内分泌疾病、药物或化学物质引起者，实际上为继发性糖尿病。

（4）妊娠期糖尿病　在确定妊娠后，若发现有各种程度的葡萄糖耐量减低或明显的糖尿病，不论是否需用胰岛素或仅用饮食治疗，也不论分娩后这一情况是否持续，均可认为是妊娠糖尿病。

93. 糖尿病发生的危险因素有哪些？

（1）遗传因素　1 型糖尿病具有遗传性，近年来已经发现一些与 1 型糖尿病遗传易感性有关的基因位点。2 型糖尿病具有更强的遗传倾向，遗传度一般高于 60%，并且相继确定了一些 2 型糖尿病的遗传基因。家系调查显示，糖尿病一级亲属的患病率较一般人群高 5～21 倍。

（2）肥胖　肥胖是 2 型糖尿病最重要的易感因素之一。体质指数与 2 型糖尿病发生呈正相关关系，向心性肥胖与糖尿病关系更为密切。男女各年龄组中，超重者 2 型糖尿病患病率都显著高于非超重者，前者大约是后者的 3～5 倍。

（3）膳食因素　膳食因素一直被认为与糖尿病发生有关，高能饮食是明确肯定的 2 型糖尿病的重要膳食危险因素。动物实验证明，高脂肪饮食与胰岛素抵抗进展有关；相反，摄取高膳食纤维可降低糖尿病的危险性。

（4）体力活动不足　许多因素显示体力活动不足会增加 2 型糖尿病发病的危险。2002 年中国居民营养与健康状况调查结果显示，每日静态生活时间超过 4 小时者与不足 1 小时相比，糖尿病患病率增加 50％。

（5）糖耐量受损　糖耐量是指患者血糖水平介于正常人和糖尿病之间的一种中间状态。糖耐量受损是 2 型糖尿病的高危险因素，糖耐量受损在诊断 5～10 年复查时，大约有 1/3 发展为糖尿病。

（6）高血压　许多研究发现，高血压患者发展为糖尿病的危险性比正常血压者高，可能与共同的危险因素有关。

（7）病毒感染　病毒一直被认为是有可能引发 1 型糖尿病的启动因子，病毒感染后主要造成自身免疫性胰岛 β 细胞的破坏。

（8）自身免疫　90％的 1 型糖尿病新发病例血浆中有胰岛素细胞自身抗体。多数学者认为，糖尿病是由自身免疫机制导致胰岛 β 细胞破坏所引起的一种慢性疾病。

此外，生命早期营养及喂养方式、吸烟行为、社会心理因素、文化程度、服药史等，在糖尿病发生中都有一定意义。2 型糖尿病的患病率随年龄的增加而升高，发病的高峰在 50～70 岁。

94. 常见糖尿病的并发症有哪些？

糖尿病并发症可分为急性并发症和慢性并发症两类。

（1）急性并发症

①糖尿病酮症酸中毒和高渗性非酮症糖尿病昏迷：简称高渗性昏迷，是糖尿病的急性并发症，一些患者可以此为首发症状。

②感染：糖尿病患者常发生疖、痈等皮肤化脓性感染，可反复发生，有时可引起败血症和脓毒血症。皮肤真菌感染，如足癣

也常见，真菌性阴道炎和巴氏腺炎是女性糖尿病常见并发症。此外，肺结核、尿路感染也常见于糖尿病患者。

（2）慢性并发症

①大血管病变：与非糖尿病人群比较，糖尿病人群中动脉粥样硬化的患病率较高，发病年龄较轻，病情进展也较快。大、中动脉粥样硬化主要侵犯主动脉、冠状动脉、脑动脉、肾动脉和肢体外周动脉等，引起冠心病、缺血性或出血性脑血管病、肾动脉硬化、肢体动脉硬化等。肢体外周动脉粥样硬化常以下肢动脉病变为主，表现为下肢疼痛、感觉异常和间歇性跛行，严重供血不足可导致肢体坏疽。

②微血管病变：微血管是指毛细血管和微血管网，微血管病变主要表现在视网膜、肾、神经、心肌组织，其中尤以糖尿病肾病和视网膜病最重要。

糖尿病肾病常见于病史超过10年的患者，是1型糖尿病患者的主要死亡原因，在2型糖尿病，其严重性次于冠状动脉和脑血管动脉粥样硬化病变。糖尿病视网膜病变常见于糖尿病病程超过10年，大部分患者合并程度不等的视网膜病变，是糖尿病微血管病变的重要表现，是失明的主要原因之一。另外，心脏微血管病变和心肌代谢紊乱可引起心肌广泛灶性坏死等损害，称为糖尿病心肌病，可诱发心力衰竭、心律失常、心源性休克和猝死。

③神经病变：临床上先出现肢端感觉异常，分布如袜子或手套状，伴麻木、针刺、灼热或如踏棉垫感。有时伴痛觉过敏。随后有肢痛，呈隐痛、刺痛或烧灼样痛，夜间及寒冷季节加重。后期可有运动神经受累，出现肌张力减弱，肌力减弱以至肌萎缩和瘫痪。糖尿病自主神经病变也较常见，表现为瞳孔改变、排汗异常、胃排空延迟、腹泻（饭后或午夜）、便秘等胃肠功能失调。体位性低血压、持续性心动过速、心搏间距延长等心血管自主神经功能失常，以及残尿量增加、尿失禁、尿潴留、逆向射精、阳痿等。

④眼的其他改变：除视网膜病变外，糖尿病还可以引起黄斑病、白内障、青光眼、屈光改变、虹膜睫状体病变等。

⑤糖尿病足：糖尿病患者因神经末梢病变，下肢动脉供血不足以及细菌感染等多种因素，引起足部疼痛、皮肤深度溃疡、肢端坏疽等病变，统称糖尿病足。

95. 恶性肿瘤在时间、地点和人群中是如何分布的？

恶性肿瘤一般统称为癌症，是一组严重危及人类健康的疾病。2000 年我国新发癌症病人 180 万～200 万，死亡 140 万～150 万例，平均每死亡 5 个人中，就有 1 人死于恶性肿瘤。恶性肿瘤给个人、家庭和社会都造成了巨大的负担。

（1）时间趋势　从世界范围来看，恶性肿瘤的发病率和死亡率逐年升高。过去 10 年间，全球癌症的发病率和死亡率增加了 22%。多数国家肺癌发病率和死亡率都在增加，已成为全球最主要的癌症，年发病达 120 万人，死亡 110 万人，许多国家的胃癌呈下降趋势。世界范围内，宫颈癌和食管癌发病率下降明显。我国恶性肿瘤的调整死亡率由 20 世纪 70 年代的每 10 万人 84.58 人上升到 90 年代的每 10 万人 94.36 人，已成为导致死亡的第二位原因，且呈逐年上升趋势。我国肺癌的发病率和死亡率呈明显上升趋势，且在男性中尤其明显；乳腺癌和白血病也呈上升趋势；宫颈癌、鼻咽癌、食管癌下降，胃癌的发病和死亡趋于稳定。

（2）地区分布　鼻咽癌在我国南部、东南亚地区和部分非洲国家发病较高；食管癌在我国北方、伊朗北部、肯尼亚、智利北部、瑞士、法国等多见。我国肝癌的分布特点是沿海高于内地，沿海的江河海口或岛屿高于沿海其他地区，东南和东北高于西北、华北和华南。我国甘肃河西走廊、胶东半岛、江浙沿海的胃癌发病率和死亡率较高。恶性肿瘤的分布呈明显的城乡差别。城市受环境污染与饮食行为因素的影响，肺癌、乳腺癌、膀胱癌、肠癌等的死亡率大大高于农村。食管癌、胃癌、肝癌、宫颈癌等的死亡率则是农村高于城市。

（3）人群分布

年龄：恶性肿瘤可发生在任何年龄，一般随年龄增长，恶性肿瘤的死亡率上升，但不同的恶性肿瘤高发年龄不同。儿童期死亡最多的是白血病、各种母细胞瘤和神经系统肿瘤；青壮年肝癌、白血病高发；老年人则以肺癌、胃癌、食管癌常见。乳腺癌呈现青春期和更年期两个发病高峰。

性别：除女性特有肿瘤外，大多数恶性肿瘤发病率男性高于女性。男性发病率明显高于女性的恶性肿瘤有肺癌、肝癌、食管癌、胃癌、膀胱癌、鼻咽癌、白血病等，女性明显高于男性的有乳腺癌、甲状腺癌和胆囊癌等。

职业：癌症的职业分布与职业性致癌因素的分布一致。职业性皮肤癌多见于煤焦油和石油产品行业；职业性膀胱癌多发生在染料、橡胶、电缆制造业；石油化工、制鞋业白血病高发；接触多环芳烃、石棉、芥子气、氡等职业可引起肺癌。

种族：恶性肿瘤有种族分布特征。鼻咽癌在中国广东方言人群中发病率最高，移居国外的华侨及其后代仍呈高发；印度人口腔癌高发；非洲班图人原发性肝癌最多见；哈萨克人食管癌较常见。

96. 恶性肿瘤发生的危险因素有哪些？

（1）行为生活方式

吸烟饮酒：吸烟与多种癌症有关。研究表明，吸烟年龄越早、数量越多，发生肺癌的风险越大。饮酒与口腔癌、咽癌、喉癌、食管癌、直肠癌、肝癌有一定联系。

膳食因素：一般认为膳食粗糙、长期缺乏微量元素和维生素C者，发生食管癌和胃癌的危险性增加；过多摄入精制食品，能量、脂肪、蛋白质摄入过多和膳食纤维摄入过少，发生结肠癌的危险性增加。食物中硝酸盐、亚硝酸盐多，食品煎炸、烘烤等烹调加工过程产生苯并［a］芘、杂环胺等与人类肝癌、食管癌、胃癌发生也有一定关系。

社会心理因素和精神因素：特殊的感情生活史、个人的性格特征以及长期紧张、忧郁、绝望和难以解脱的悲哀等，与癌症的发生有一定的关系。德国哈默博士在分析500例癌症病人后提出，当一个人内心冲突并感到在社会上孤立时，癌就生长。有人报道，在癌症发病前有明显心理冲突者占72%。

（2）环境因素　一般认为，化学因素在各种环境致癌因素中占首位。环境中的化学致癌物可来自烟草、食品、药物、饮用水，以及工业、交通和生活污染等。电离辐射可引起多种癌症，日本广岛和长崎原子弹爆炸后三年的幸存者中，白血病的发病率明显增加；紫外线长期过度照射是引起皮肤癌的主要原因。生物性致癌因素有病毒、真菌、寄生虫等。已有明确证据证明乙型肝炎病毒和丙型肝炎病毒是原发性肝癌的致病因子，幽门螺旋杆菌是胃癌的致病因子，埃及血吸虫是膀胱癌的致病因子，人乳头状瘤病毒16型和18型是宫颈癌的致病因子。

（3）药物　己烯雌酚可诱发阴道癌、子宫内膜癌；长期使用睾丸酮可诱发肝癌；烷化剂药物，如环磷酰胺可诱发膀胱癌等。

（4）遗传因素　肿瘤与遗传有关的证据越来越多，肿瘤遗传易感性的生物机制可能与癌基因、抑癌基因、DNA修复基因和影响致癌物代谢的基因多态性有关。目前已明确的遗传性肿瘤有Ⅰ型神经纤维瘤、家族性肠息肉等，而胃癌、卵巢癌、白血病、乳腺癌、肝癌、肠癌等常见肿瘤，则有家族聚集现象。

97. 怎样预防和早期发现恶性肿瘤？

第一级预防：加强防癌健康教育，改变不良的行为和生活方式，鼓励戒烟限酒，以达到减少致癌危险因素的目的。提倡合理膳食，多吃新鲜蔬菜及富含维生素 A、E、C 和膳食纤维的食物；减少食物中脂肪含量；控制盐腌、烟熏和亚硝酸盐处理食物；不食霉变、烧焦或过热的食物。控制环境污染、加强职业致癌因素的控制与消除。控制感染，对于与生物因素有关的恶性肿瘤，可采取接种疫苗预防感染的措施，例如接种乙肝疫苗，对控制肝癌的发病具有重要意义。

第二级预防：对高危人群进行预防性筛查，国际公认比较有效的筛查包括：宫颈脱落细胞涂片筛查宫颈癌；乳腺自查、临床检查及 X 线摄影检查乳腺癌；大便潜血、肛门指检、乙状结肠镜和结肠镜检查结肠直肠癌；血清前列腺特异性抗原检测前列腺癌。开展防癌宣传，警惕癌前症状，应注意十大癌症早期症状：身体任何部位如乳腺、颈部或腹部的肿块，尤其是逐渐增大的；身体任何部位如舌、颊、皮肤等处没有外伤而发生的溃疡，特别是经久不愈的；不正常出血或分泌物，如中年以上妇女出现不规则阴道流血或分泌物增多；进食时胸骨后闷胀、灼痛、异物感或进行性加重的吞咽困难；久治不愈的干咳、声音嘶哑或痰中带血；长期消化不良，进行性食欲减退、消瘦，又未找出明确病因的；大便习惯改变或有便血；鼻堵、鼻血、单侧头痛或伴有复视；赘生物或黑痣突然增大或有破溃、出血，或原有毛发脱落；无痛性血尿。

第三级预防：对于恶性肿瘤病人，要提供规范化诊治方案和康复指导，通过综合治疗，防止手术后残疾和肿瘤细胞的转移，并尽可能解除患者痛苦，延长病人生命，提高生存率和生存质量，对晚期病人施行止痛和临终关怀。

98. 如何预防与控制心身疾病的发生？

心身疾病是一组与心理社会因素密切相关，但以躯体症状表现为主的疾病，主要特点包括：①心理社会因素在疾病的发生与发展过程中起重要作用；②表现为躯体症状，有器质性病理改变或已知的病理生理过程；③不属于躯体形式障碍。国内资料显示，在综合性医院的初诊病人中，有近 1/3 的患者所患的是与心理因素密切相关的躯体疾病。非精神科医生很少关注这些患者的心理因素，也很少把这些他们认为是内科的疾病看成与精神科相关，因此患者往往接受的是躯体治疗，心理社会因素方面很少得到关注。

根据美国心理生理障碍学会制定的心身疾病的分类如下：①皮肤系统的心身疾病有神经性皮炎、瘙痒症、斑秃、牛皮癣、慢性荨麻症、慢性湿疹等。②骨骼肌肉系统的心身疾病有类风湿性关节炎、腰背疼、肌肉疼痛、痉挛性斜颈、书写痉挛。③呼吸系统的心身疾病有支气管哮喘、过度换气综合征、神经性咳嗽。④心血管系统的心身疾病有冠状动脉硬化性心脏病、阵发性心动过速、心律不齐、原发性高血压或低血压、偏头痛、雷诺病。⑤消化系统的心身疾病有胃溃疡、十二指肠溃疡、神经性呕吐、神经性厌食、溃疡性结肠炎、幽门痉挛、过敏性结肠炎。⑥泌尿生殖系统的月经紊乱、经前期紧张症、功能性子宫出血、性功能障碍、原发性痛经、功能性不孕症。⑦内分泌系统的甲状腺功能亢进症、糖尿病、低血糖、阿狄森病。⑧神经系统的心身疾病有痉挛性疾病、紧张性头痛、睡眠障碍、自主神经功能失调症。⑨耳鼻喉科的心身疾病有梅尼埃综合征、喉部异物感。⑩眼科的心身疾病有原发性青光眼、眼睑痉挛、弱视等。⑪口腔科的心身疾病有特发性舌痛症、口腔溃疡、咀嚼肌痉挛等。⑫其他与心理因素有关的疾病有癌症和肥胖症等。

以上各类疾病均可在心理应激后起病、情绪影响下恶化，心理治疗有助于病情的康复。

心身疾病是心理因素和生物因素综合作用的结果，因而心身疾病的预防也应同时兼顾心身两方面；心理社会因素大多需要相当长的时间作用才会引起心身疾病（也有例外），故心身疾病的心理学预防应从早做起。

具体的预防工作包括：对那些具有明显心理素质上弱点的人，例如有易暴怒、抑郁、孤僻及多疑倾向者应及早通过心理指导加强其健全个性的培养；对于那些有明显行为问题者，如吸烟、酗酒、多食、缺少运动及 A 型行为等，应利用心理学技术指导其进行矫正；对于那些工作和生活环境里存在明显应激源的人，应及时帮助其进行适当的调整，以减少不必要的心理刺激；对于那些出现情绪危机的正常人，应及时帮助加以疏导。至于某些具有心身疾病遗传倾向如高血压家族史或已经有心身疾病的先兆征象（如血压偏高）等情况者，则更应注意加强心理预防工作。总之，心身疾病的心理社会方面的预防工作是多层次、多侧面的，这其实也是心理卫生工作的重要内容。

99. 怎样预防与控制精神障碍的发生？

精神障碍和精神疾病是两个名词表达的同一范畴的概念，指在各种生物、心理、社会环境等不良因素影响下，以大脑功能失调导致人的认知、情感和意志行为等精神活动出现不同程度的损害为主要临床表现的一大类疾病。常见精神障碍有精神分裂症、心境障碍、偏执性精神病、反应性精神病、脑器质性精神障碍等。

（1）一级预防　大多数精神障碍的病因仍不清楚。从社会和家庭的层面开展精神障碍的病因预防。首先要从政策和法规上给予明确的导向；发展国民经济，提高经济水平，以利于构建雄厚的物质基础更好地进行精神障碍的预防。同时，开展全民教育，促进医学知识的普及，使全社会重视精神障碍及其预防；改善全民卫生状况，提高卫生水平，提高医疗服务质量，有效地开展精神障碍的一级预防。在群体危机事件的暴露人群和患病的高危人群中，进行精神健康教育，降低群体和个体心理应激。

对于各个年龄组人群，要有针对性地开展病防。胎儿期是人类个体发育中的原始阶段。包括神经系统在内的各个组织和器官正在发育和形成。影响母体健康的有害因素都会影响胎儿的发育，甚至造成神经系统发育障碍。最常见者为各种感染，其次为许多中毒因素，如母体在妊娠期内接触的某些物质，如铅、汞、甲醇、锰、砷、一氧化碳和四氯化碳等，都可以影响到胎儿，因此要非常重视宣传和实施对孕妇的卫生保健工作。值得强调的是，近年发现有许多药物有致畸胎作用或影响胎儿的发育，应引起医务界的普遍注意。至于滥用安眠药、麻醉剂和成瘾药物对胎儿的有害影响已引起广泛注意。在妇幼保健工作中，特别要注意产前检查和助产工作，把产伤和分娩时出现胎儿缺氧或窒息的许多因素加以排除，以便从各个环节杜绝影响胎儿发育的不良因素。

在婴幼儿期至学龄前期，大脑结构与功能的发展特别迅速，但也较脆弱，因此在婴幼儿期要格外注意防病保健。中枢神经系统传染病如脑炎、脑膜炎等以及脑外伤，均可产生大脑损伤，继发精神发育迟滞、性格异常、癫痫或语言功能障碍等。此外，还要重视婴幼儿的营养、睡眠，注意训练婴幼儿的言语、排泄功能。由于这一时期婴幼儿的兴奋过程较抑制过程占优势，皮质下活动多于皮质的活动，活动富于情绪色彩，而克制能力则不健全，因此表现易激动、易疲劳、易受外界刺激，注意力不集中，以及情绪不稳和好哭闹吵叫的一些特征。为此，父母和幼儿教师要充分注意对婴幼儿的正确养育。

学龄前期至学龄期的儿童，大脑的兴奋性和内抑制都有所增强，行为的自觉性也渐渐增多，能逐步控制并协调个人的行为，渐渐符合外界环境中的行为规范。研究结果提示儿童行为问题与家庭背景、环境因素与社会心理因素有关，涉及父母文化水平、家庭气氛、父母对儿童的期待、教育所花精力、家庭类型、儿童学习成绩、性别、伙伴关系以及儿童出生时的季节等因素。

学龄期也是儿童身心发育的重要时刻。为此，要全面关心学龄儿童的德、智、体教育和卫生保健工作。首先要培养儿童的个人卫生和尊重公共卫生的习惯；学校中的建筑设备也要尽量符合儿童身心健康要求。针对不同年龄的学龄儿童，要认真进行思想品行教育。在学生中如发生不良倾向时，应及时采取措施，因势利导，做好防微杜渐工作。同时，家庭环境因素作用较大，重点在于提高父母亲的科学文化素质。

当儿童发育成长进入青春期阶段时，在较为复杂的生活条件下，大脑的机能有着明显的发展，第二性征方面出现了显著的改变，随之心理上也出现许多变化。为此，要非常重视青少年时期性知识的教育，使青少年精神健康，情绪饱满，沿着正常的生活途径向前发展。进入青年期，在生理上由于上述内分泌和新陈代谢等各方面的发生了明显的变化，在心理上也产生了个体与环境间的前所未有的更多的接触与联系。因此，两者往往容易分别发生暂时的平衡失调，出现一些神经精神功能障碍或其他精神障碍。为此，也要预先采用适当的措施，引导并帮助其较好地适应生理和心理的变化。到青年期，一个人能够开始实视自我评价，也能评价他人的道德品质与行为作风，而且开始独立处理并支配自己的活动与行为。要在青年人中开展心理咨询，普及精神卫生知识，以预防和减少心理问题的发生。心理咨询的内容主要包括努力适应新的环境，正确处理人际关系，研究学习方法，提高学习效率，劳逸结合，正确对待恋爱问题等方面。

女性更年期的机体变化比较显著，内分泌系统和自主神经系统有着明显的失调，会影响大脑皮质的高级神经活动，在不同程度上表现出更年期症状群。少数人在某些精神创伤的促发下发生了更年期忧郁状态或偏执状态。在青年期患有情感性精神病者，处于更年期时也易发病，临床多以焦虑抑郁状态为主要表现。因此，要注意防治精神创伤和躯体疾病。对已存在更年期症状群者，要及时采取内分泌等治疗。

当进入老年期，人体会出现许多组织结构与功能的改变，精神功能自然趋于缓慢和欠缺灵活机敏；高血压、动脉硬化和心脏病等躯体疾病也增多；易发生器质性或功能性精神异常者，在当今老龄化趋势的社会中有相对增多之势。因此，重视老年期的精神卫生，首先要防止老年期心因性疾病的发生；积极早期预防躯体疾病，注意改善脑功能状态，防治因缺血性脑疾病导致的精神失常。其次要开展老年期心理卫生的宣传与咨询，普及医疗卫生常识，增强老年人的适应能力。

（2）二级预防　对于各类精神障碍，早发现、早诊断、早治疗都是为了达到最佳疗效的目的。如对于精神分裂症，主要应早期发现、早期治疗和预防复发。这就要求在社区建立精神疾病的防治机构。通过基层医疗保健组织普及精神疾病的防治知识。由于情感性障碍的病因亦未完全阐明，对其的预防只能从对疾病的早期发现、早期诊断和早期治疗，争取良好的疗效，预防后遗症，减少疾病带来的危害等几方面进行。进行心理干预和家庭心理教育，减少来自家庭环境中的应激因素，避免过多指责或情感介入，提高患者的应对能力，对于预防疾病、减少复发是十分有意义的。同时，通过社区精神障碍防治机构开展各项防治工作。对于焦虑障碍，起病多与机体素质、人格特征或精神应激有关。根据焦虑障碍的多病因、多机制、多临床表现的特点，应该进行精神卫生知识的普及，尤其要在综合医院进行心理咨询、心理支持、心理治疗等，使不接受精神病院治疗而在综合医院反复就诊的患者接受正确的诊断和及时的治疗，减轻神经症对患者生活和工作的影响。

（3）三级预防　多数精神障碍均会造成不同程度的残疾，加重家庭和社会负担。加强重点精神障碍的治疗与康复，突出重点人群的心理行为问题干预，努力开展精神障碍患者的救治救助，预防和减少精神残疾的发生。精神残疾的康复工作需结合不同精神残疾等级对环境支持的需求开展。医院治疗是患者病情在急性期时采取的措施，属于机构康复。延伸服务是病情在缓解期时采取，由康复机构派专业人员到实地，为康复对象提供专业性康复服务。社区康复是病情在恢复期时进行。对于重度精神残疾者提供长期和广泛的支持、监护，对于轻度和中度精神残疾者则可根据具体情况，实行有条件的监护。对于三级和四级精神残疾者适当地进行职业训练；对于四级精神残疾者可在教育和培训的基础上，安排一般性的工作，实现集中性的庇护就业；对于三级精神残疾者可结合其行为和智力特点安排简单的操作性工作；对于二级精神残疾者可结合其行为和智力特点，在照顾者的陪同下从事简单的操作性工作；对于一级精神残疾者，因其需要长期的监护，不宜也不可能就业，但可以接受康复训练。康复内容包括实现精神残疾者康复的方法或手段，包括医疗服务、用品用具、康复训练与服务等。

医院或专门医疗机构通过药物治疗、心理治疗，或其他治疗形式帮助残疾人恢复或补偿功能，提高生活自理和社会适应能力等。要开展康复训练与服务，由残疾人联合会、卫生或其他部门为精神残疾人及其亲友提供精神病防治康复等多方面的培训、训练指导、康复护理、心理疏导、残疾预防知识普及、健康教育、科学与安全意识宣传及相关的咨询转介等多种康复训练与服务。

100. 哪些常见疾病应进行筛查？

目前常用的较为有效地疾病筛查项目及实施原则：

（1）高血压　建议普通人群＞15 岁，即可进行高血压筛查。15～30 岁每三年测量一次血压，31～50 岁每两年测量一次血压，＞50岁者每年测一次血压；血压在 130～139/85～89 毫米汞柱之间者，每年测一次，≥140/90 毫米汞柱并确诊为高血压者纳入规范化管理，其他原因就诊者、个体体检、家庭访问应常规测量血压。

（2）超重及肥胖　建议成年人每两年至少测一次身高、体重和腰围。体质指数≥23 者为超重，应减肥，超重并且男性腰围≥90 厘米或女性腰围≥80 厘米者，发生并发症的危险性增加。

（3）高胆固醇血症　建议 35～65 岁男性、45～65 岁女性定期测定血清高密度脂蛋白和总胆固醇。

（4）视力检查　建议对 3～4 岁幼儿进行一次弱视和斜视检查，对 65 岁以上老年人进行青光眼检查。

（5）子宫颈癌　建议有性生活的妇女至少每三年进行一次脱落细胞涂片检查，直至 65 岁。

（6）乳腺癌　建议 30～39 岁的妇女每 1～3 年做一次临床检查；40～49 岁每年接受一次临床物理检查，每两年做一次 X 线检查；大于 50 随着应每年进行乳房检查并同时进行 X 线检查。

（7）结肠直肠癌　建议所有 50 岁以上人群每年进行一次大便潜血试验或不定期乙状结肠镜检查。